终结腹胀

〔美〕塔玛拉·杜克·费曼◎著　　王家宁◎译

北京科学技术出版社

THE BLOATED BELLY WHISPERER:

A Nutritionist's Ultimate Guide to Beating Bloat and Improving Digestive Wellness
Text Copyright © 2019 by Tamara Duker Freuman
Published by arrangement with St. Martin's Publishing Group All rights reserved.
Simplified Chinese translation copyright © 2024 by Beijing Science and Technology Publishing Co., Ltd.

著作权合同登记号　图字：01-2024-5177

图书在版编目（CIP）数据

终结腹胀 /（美）塔玛拉·杜克·费曼著；王家宁译. -- 北京：北京科学技术出版社，2024. -- ISBN 978-7-5714-4177-7

Ⅰ. R442.2

中国国家版本馆 CIP 数据核字第 2024U1T842 号

策划编辑：宋　晶
责任编辑：孙　建
责任校对：贾　荣
图文制作：边文彪
封面设计：源画设计
责任印制：吕　越
出 版 人：曾庆宇
出版发行：北京科学技术出版社
社　　址：北京西直门南大街 16 号
邮政编码：100035
电　　话：0086-10-66135495（总编室）
　　　　　0086-10-66113227（发行部）
网　　址：www.bkydw.cn
印　　刷：三河市华骏印务包装有限公司
开　　本：710 mm × 1000 mm 1/16
字　　数：248 千字
印　　张：17.5
版　　次：2024 年 11 月第 1 版
印　　次：2024 年 11 月第 1 次印刷
ISBN 978-7-5714-4177-7

定　　价：79.00 元

中文版推荐序一

作为一名拥有 30 年临床工作经验的消化科医生，我发现腹胀是门诊患者最常见的主诉之一。这些患者，从懵懵懂懂的青少年到步履蹒跚的耄耋老人，各个年龄层都有。在他们之中，除了少数人能查找到明确的器质性病因之外，多数人的腹胀可能都要归因于功能性胃肠病这座无形的大山。前者中有一部分是难以根治的，如乳糜泻；而对于后者，遗憾的是，药物常常并不那么有用。很多腹胀患者会伴有情绪、睡眠及心理问题，他们带着厚厚的检查单，辗转各地反复就医，在医生的诊室倾诉痛苦、久久不愿离去。可以说，受腹胀所苦的不仅仅是患者，还有众多的消化科医生。

包括我自己在内的消化科医生多数时间都是在尽己所能给患者诊断病因，并且有针对性地进行药物治疗。我们知道药物治疗并不总能根治病症，它需要与其他疗法结合起来，才能达到更好效果，这其中就包括饮食干预。令人有些汗颜的是，除乳糜泻、便秘导致的腹胀的患者之外，其他患者几乎不会在医生那里得到饮食方面的指导。可能大多数的医生也并不了解不同病因的腹胀患者该怎么吃，甚至国内的营养学专家也从未对"腹胀"这方面的问题进行饮食干预方案的总结。营养师塔玛拉·杜克·费曼女士的这本著作填补了这一空白，她用既科学严谨又通俗易懂的语言，将自己在消化病学方面的专业水平和综合素养展现得淋漓尽致。

日月忽其不淹兮，春与秋其代序。又到了一年秋天，秋天是食物成熟和收获的季节。中国是一个人口大国，同时也是饮食大国，"民以食为天"是老百姓数千年的生活信仰。通过调整饮食对腹胀进行"治疗"，相信多数患者会非常乐于接受。受邀为本书作序，我已倍感荣幸，而在读完全书之后，我更是感到欣喜万分。我不仅想把这本著作推荐给众多腹胀患者，也想把它推荐给消化科的同道们一起阅读。希望腹胀患者能从中获得启发，期待消化科的同道们能帮助更多的患者从日常饮食中获益，通过饮食干预真正地"终结腹胀"。

左秀丽

山东大学齐鲁医院消化内科主任

2024 年 9 月

中文版推荐序二

　　塔玛拉·杜克·费曼女士绝对是美国哥伦比亚大学营养学系学生们心目中的热门导师，至少我在求学期间一直梦想着能随她会诊。毕竟，她是一位肠胃健康领域的明星营养师！据前辈们说，她所在的位于纽约上东区的肠胃病（消化科）诊所有着"看透肠子"小心思的绝对实力：进进出出的患者，从程序员、银行家、工程师到大学生、艺术家、大学老师，无所不有。他们大多数人带着忐忑和疲惫走进来，然后带着信心和希望离开。怀揣着对这个神秘空间的无限好奇，我非常幸运地被分配到塔玛拉这位明星营养师身边实习。

　　很快，我就意识到为什么大家都争着来塔玛拉工作的诊所实习，为什么有些患者即便排队两个月也要等她的门诊号。她对肠胃问题的敏锐度之高、知识储备之广和饮食干预经验之丰富让我大开眼界。虽然来访的患者经常有着相似的症状描述，但她总是可以在轻松自然的聊天过程中捕捉到关键点和差异化的信息，然后结合最新的科学研究成果，给出最精准的意见和有针对性的饮食方案。

　　有一次，一位纽约百老汇的舞蹈演员满脸倦容地走进塔玛拉的办公室。她来访的原因是自己长期的肠胃不适以及精神不佳已经严重影响自己的表演工作，然而即使走访过很多医生和营养师，也一直没有找到合适的治疗方案。塔玛拉详细了解了她的症状、既往病史、饮食习惯等之后，建议她试着在饮食上做出一些调整，并向她推荐了进行进一步治疗的医生。一周多之后，我们再次见到了这位舞蹈演员，她整个人容光焕发，无比激动地给我们讲述了她在调整饮食之后胀气消失、焕然一新的状态，以及表达了对塔玛拉的深深的感激。这样的例子每天都在塔玛拉温馨的办公室中发生，而我有幸在塔玛拉身边一次又一次地见证了饮食的力量，这激励着我在营养学的道路上坚定前行。

在众多有肠胃问题的患者中，对于腹胀的抱怨尤其常见，他们口中的腹胀通常被描述为一种非常主观的感受，正所谓"不快乐的肚子各有各的不快乐"，那么应该如何判断不同患者腹胀的原因以及给出对应的解决方案呢？对此，塔玛拉认为治疗腹胀的诀窍在于找出引起腹胀的根本原因，然后采取有效的饮食方案以及适当的医疗措施。拥有着丰富临床经验的她通常会详细询问患者腹胀的位置、不适程度、具体时间等细节，从中抽丝剥茧，结合患者的饮食偏好，分析出可能的触发因素和最佳的饮食管理方案。和塔玛拉一起工作的消化科医生也非常重视营养师在肠胃问题上的饮食管理方面的建议，因为实践证明，只有医学疗法和饮食管理的相得益彰才能让诊所的患者最大化受益。

本书是塔玛拉·杜克·费曼女士针对腹胀这一问题多年诊疗经验的精华总结，为中文读者提供了系统性的肠道健康指南，包括腹胀的类型、成因，以及最关键的"对症下药"的解决方案。就像说脱口秀一样，塔玛拉用浅显易懂又诙谐流畅的语言讲述了不同类型的腹胀的原因、症状感受、诊断过程、医学疗法和饮食疗法。尽管风格诙谐，但是塔玛拉始终贯以严谨的态度，佐以可靠的科学研究，配以真实的案例，帮助读者轻松理解复杂的概念，并获得终结腹胀的信心。

第一部分引言，是塔玛拉本人撰写的本书阅读指南，其中附有一份和消化科医生共同设计的诊断问卷，可以帮助读者掌握使用这本书的最佳方式。

第二部分和第三部分，是对每一类常见腹胀的具体讲解，包括源于上腹部的腹胀：由胃轻瘫和腹膈协同失调导致的腹胀，胃酸型腹胀，消化不良导致的腹胀，吞气症导致的腹胀；以及源于下腹部的腹胀：与便秘相关的腹胀,分别由小肠细菌过度生长、碳水化合物不耐受、胰腺功能不全、乳糜泻导致的腹胀。读者可以按顺序阅读,也可以根据引言中的诊断问卷来选择适合自己的章节。

第四部分,是治疗腹胀的营养疗法,包括详细的食物和营养补剂选择建议,非常具有实操性,可以引导读者找到适合自己的腹胀类型的食物和营养补剂。

这本书无疑可以让饱受腹胀困扰的患者熟悉不同腹胀类型的常见医学术语和诊疗方式,更高效地和医生沟通、更快地找到解决方案,从而远离腹胀的困扰;而作为一本针对常见腹胀问题的资源宝典和管理指南,也可以让消化科医生和营养师等医疗工作者从患者、营养师、医师的角度更全面地理解腹胀,从而更有效地帮助患者解决问题。

如今,作为一名营养学教授,肠胃问题的饮食管理仍然是我最爱教的一门课,而塔玛拉的这本书也是我每学年必推荐给学生的阅读材料。在此,我特别要感谢我的学妹郑璐悦女士积极推动这本书的中文翻译工作。正因为她的不懈努力,广大中文读者才有机会阅读这本书,并通过这一宝贵资源理解饮食的力量、摆脱腹胀的困扰。

最后,祝大家阅读愉快,腹胀无忧。

张千惠

美国纽约市立大学亨特学院助理教授,

研究生导师,美国注册营养师

2024 年 9 月

自序

研究生毕业后，我进入一家医院的胃肠科做了一名营养师，开启了我的职业生涯。当时虽然我没什么从医经验，但是营养学的理论功底很扎实，并且对工作中所有可能遇到的情况做足了功课，包括学习如何用饮食来解决腹泻和便秘问题、缓解肠易激综合征的疼痛，以及如何应对胃食管反流引起的胃灼热。所以，我满怀信心，觉得无论患者有什么样的问题我都能够迎刃而解。

然而，事实是，无论是接受系统营养学教育的 3 年，还是在医院接受专业培训的那几个月，我都没有想到，患者们抱怨最多的，竟然是腹胀问题，而我先前从未重视过它。

腹胀究竟该如何定义？据我了解，腹胀并非一种临床疾病，且目前也没有关于它的官方标准定义和标准治疗方案。因此，每当患者告诉我他们感到腹胀时，我就会让他们详细描述自己的症状，如具体感觉、出现的时间段、什么情况下会出现、持续时间、什么情况下会好转、什么情况下会变得严重、是否会疼痛、腹部外观是什么样子以及有没有其他伴随症状。只有全面了解了病情，我才能帮助患者解决问题。

随着找我问诊的有腹胀问题的患者愈来愈多，我也逐渐明白，腹胀并非一种症状单一的、感受一致的病症，也并不存在所谓的万能解决方案。对有些人来说，腹胀是指进食后感觉很饱很撑，即使有时候他们可能实际上吃得很少；还有一些人的腹胀则是在吃完东西后肚子看上去很鼓，就像怀孕了一样。有些人腹胀时会打嗝；也有些人腹胀时会放屁。当腹内有气体时，有腹胀问题的患者有可能感觉到疼痛（当然了，有些患者没有疼痛感）。疼痛也有很多种，有时是胃上部在按压时疼痛，有时是腹部两侧出现一系列尖锐的气胀痛，有时是在肚脐下方出现痉挛性疼痛。一些人可能上完厕所后腹胀会有所减轻，有些人则不会这样。有些人刚醒来时感到腹胀，而有些人的腹胀则是白天随时间的发展逐渐加剧。总之，腹胀的表现五花八门，各有不同。

腹胀本身并非一种疾病，它不过是一种症状。在我多年的临床营养师的职业生涯中，我接诊了数千名有消化问题的患者，也逐渐厘清了患者所表现出的不同类型的腹胀背后的根本原因。如今，对于不同类型的腹胀，我可以根据患者对腹胀感觉的描述，轻而易举地找出最可能的医学原因。找出原因之后，我就能够为他们提供量身定制的饮食方案；我还会与患者的主治医生配合，以帮助患者得到准确的诊断，以及在适当的情况下获得正确的治疗。一般来说，我的这些有腹胀问题的患者在执行正确的饮食疗法几天内就会好转。

当我了解到还有很多患者可能无法接触到消化系统疾病领域的专业营养师，我便开始在互联网上发布一些有关腹胀的文章，为大家提供力所能及的帮助。一时之间，各地的邮件和电话蜂拥而至。找我咨询的患者中，有在耐力比赛训练时出现腹胀问题的中东地区的运动员，也有在遵循家族传统的素食饮食时出现严重消化问题的印度计算机程序员。不过，占比最多的还是美国人，他们不知道自己为什么总是会腹胀，尝试过无数方法却总是没有效果，想要从根源上解决问题的心情极为迫切。

一位因为我治好了她的腹胀而对我感激涕零的患者将我称为她的"腹胀解语师"。我把这个绰号告诉我的丈夫之后，他被逗得开怀大笑。虽然这个绰号并不是我小时候所幻想的长大后想要得到的称号，但我还是接受了它，把它保留了下来。洞悉腹胀的秘密对我来说就像是一场命运的安排，它已经成为我的人生使命。这本书就是我与所有没有机会找我面诊的腹胀患者分享经验的载体和媒介，更是我与大家沟通的桥梁和途径。

我希望它能帮助到你或者你所爱的人。

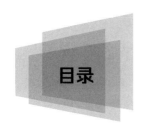

目录

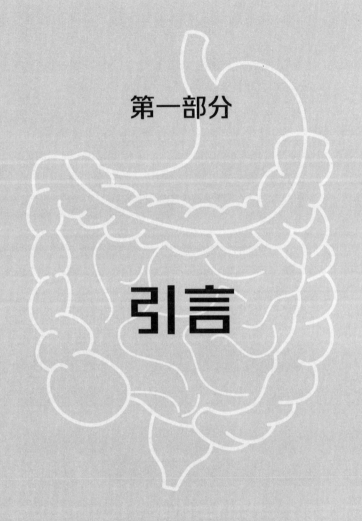

第一部分

引言

第 **1** 章

不快乐的肚子各有各的不快乐：

导致腹胀的那些原因

150 年前，俄国作家列夫·托尔斯泰在他的名著《安娜·卡列尼娜》中写道："幸福的家庭都是相似的，不幸的家庭各有各的不幸。"我想肚子也是一样。所有快乐的肚子都是相似的，而不快乐的肚子各有各的不快乐。我所说的肚子快乐是指人的消化系统的功能是正常的。胃能够分泌适量的胃酸，使得消化过程能正常有效地进行。体内分隔胃与食管的肌肉可以防止胃酸或其他胃内容物反流；控制胃和腹壁肌肉的神经会在饭后指挥这些肌肉进行适当伸展；控制胃排空的起搏细胞会使食物以正常的速度进入肠道。胃和小肠有足够的酶来有效地将食物分解成可吸收的营养物质。小肠拥有适当数量的细菌，并可以充分吸收食物中的营养。大肠保证未消化的膳食纤维和废物以固定的速度移动，从而使得如厕时间就像火车时刻表一样规律且可预测。

当然，并非所有人都如此。

经常肚子不舒服的人的消化系统往往在这些方面表现不佳。腹胀就是消化过程中一个或多个环节出现功能障碍而导致的。因此，治疗腹胀的诀窍在于找出引起腹胀的根本原因，然后采取有效的饮食方案以及适当的医疗措施。毕竟，每个人腹胀的原因都是不同的。

马蹄声法则：当你听到马蹄声的时候，先想马，而不是斑马

　　大多数有腹胀问题的患者在来我这里诊治之前都在别处寻求过治疗，他们找过其他医生，甚至有些人已经找过多个医生了。他们也在网上咨询过，有些人甚至还尝试过民间的偏方、秘方。他们大多都做过许多检查：结肠镜检查、内镜检查、血液检查、粪便检查和超声检查（检查结果一切正常）。他们尝试了各种各样的药物、营养补剂，也尝试无麸质饮食，并花数百美元做"食物敏感性"测试等，但仍然无济于事。他们下了很大功夫、付出巨大努力尝试解决自己的腹胀问题，但仍旧没有得到理想的诊断结果或找到有效的解决方案，以至于这些患者认为导致他们出现腹胀问题的原因一定是十分罕见且严重的。

　　但实际上，我所遇到的几乎所有患者的腹胀问题都是由 10 种相当常见且容易诊断的疾病中的一种导致的。如果医生或者医疗保健人员掌握这些知识，一般情况下，他就能很轻易地根据患者的饮食情况和症状史大致推测出最可能的一到两个原因。然后，可能只需要患者再做一下血液测试、呼吸测试、运动测试或者饮食试验，那患者一直在苦苦寻觅的答案就会出现。

　　当然了，例外在所难免。的确有一些腹胀是罕见的疾病导致的——也就是我们临床中常说的"斑马"，但本书不会涉及这些。这也是为什么本书不能取代医生的专业诊断的原因。有些非常严重的疾病可能早期症状也是腹胀，患者肚子看起来像怀孕——如卵巢癌患者会因腹部积水而出现腹部肿胀的情况。所以，如果你感觉不太舒服，我建议你先去看医生，排除更为严重的疾病。

　　对大多数人来说，导致人腹胀的医学原因以及治疗方案本书已悉数涵盖。当你读到有关腹胀感受的具体描述的时候，你就会明白我的意思，因为

你一定会在阅读某个段落时感觉说的就是你。

　　这本书总结了我在临床实践中遇到的 10 种最常见的腹胀病因——10 匹"马"，而非 10 匹"斑马"。在第 2 章中，我将向你介绍消化系统，帮助你了解一些基础的专业词汇，然后通过一个简短的测试帮你更好地阅读本书。通过这个测试，你会知道自己应该优先阅读第二部分和第三部分的哪些章节。需要注意的是，这些章节是根据你的腹胀的起源部位——胃或肠——划分的。每一章都详细描述了一种类型的腹胀及其医学原因，具体包括以下几个方面内容。

- 该类型腹胀的感受以及典型的连带症状的详细介绍。
- 该类型腹胀的根本原因。
- 医生可能用哪些检查来诊断病因。
- 治疗该类型腹胀的常用医学措施。
- 该类型腹胀有效的饮食疗法。
- 我接诊的患者的实际病例，其中包含了详细的诊断过程，后续通过饮食、补剂、药物治疗以及生活方式调整展开治疗的全过程。

本书的第四部分更深入地介绍了 3 种饮食方案，包括具体的食物清单和饮食建议。与其把注意力集中在你的禁食清单上，不如让我告诉你可以吃什么。换句话说，千万不要认为你的余生唯有水煮鸡肉和白米饭才能使你摆脱腹胀。

　　最后，我还介绍了一些有益于消化系统健康的常用营养补剂，我对其有效性、安全性及耐受性进行了科学评估。现在关于这些产品的信息有很多，有些甚至是自相矛盾的，所以我认为有必要在本书中给予公正的建议，让大家知道哪些产品可能有效，哪些产品疗效被夸大了。郑重声明，我自己不售卖任何补剂，也不为任何品牌代言。为了避免有丝毫利益牵扯，我定了一个规矩，那就是拒绝制药公司医药代表的来访。所以，如果我说一种产品是可以使用的，那一定是因为我有权威的证据或者有一线临床经验，可以证明它有效且安全。

　　我创作本书的意图是促进医患沟通，实现医患间更高效的对话。我希望你能够熟悉一些描述性的医学名词，知道与你相关的一些医学问题，这样在你下次去看医生时，医生就可以容易地了解困扰你的问题。我还想要帮助你们熟悉这些常见消化系统疾病的诊疗过程，这样你就不会在医生建议你进行各种检查或药物治疗时感到惊讶。另外，作为一名临床营养师，我认为最重要的是给你提供有助于控制症状的营养方案。某些患者仅改变饮食就可以完全控制症状。而有些患者除了改变饮食外，还需要进行药物治疗。医生会根据你的情况制订最合适的计划，你的肚子会提供真实的反馈，告诉你哪种方案最有效。

需要注意的是，本书不能取代医生的诊断。我并非医生，无法给你专业的医疗诊断。即使你的症状与书中某处描述一致，在没有进行相关的医疗检测前，你也不能认定书中的诊断适用于你。因为去医院就诊时，医生会综合考虑多方面因素，如你的家族史、个人病史、血液检查结果等，来确定是否还有其他原因导致腹胀。顶尖的胃肠病领域的专家堪比黄金。如果你有幸遇到，千万不要错过。最后，如果腹胀伴有以下任何症状，请立即去医院检查。

- 便血。
- 吞咽困难。
- 反复呕吐。
- 无缘由的体重减轻。
- 营养缺乏症，包括贫血。
- 与饮食改变无关的突发性便秘。
- 发热。
- 黄疸（皮肤和眼白变黄）。
- 即使是刚睡醒时或者几小时未进食，肚子都一直鼓胀，"看起来像怀孕了"（简单地说就是肚子总是鼓鼓的）。
- 频繁、持续地打嗝。

现在，如果你已经准备好开始探索腹胀的解决办法和彻底摆脱腹胀问题的话，那就让我们进入第 2 章吧！在第 2 章里，你将学习与腹胀相关的医学专业知识并且接受一个诊断测试。

阅读指南和诊断问卷

　　我知道你阅读这本书肯定是想要从中寻找解决腹胀问题的答案。捷径就是先阅读最有可能与你有关的章节。为此，我设计了一个问卷，可以根据你描述的症状帮你精准定位腹胀原因，然后你就可以根据问卷结果阅读相应的章节。在了解了自己腹胀的基本情况后，你可以直接跳读至本书的第四部分，在那里，你会了解如何使用膳食纤维来解决腹胀问题，以及如何选择营养补剂。

　　另一种相对没有那么直接的方式是，你可以翻到每一章中描述腹胀感觉的部分，粗略浏览，直至找出你认为最符合自己症状的。精读该章节后，再进入第四部分。

　　如果你是一名营养师或临床医生，主要出于学习的目的来阅读这本书的话，那么可以拿出荧光笔，从头到尾一字一句认真阅读。你可以特别关注一下问卷中问题的类型，它们可以为你之后的病情评估诊断工作提供关键线索。另外，你也可以重点学习一下每章中对于腹胀的描述，这将帮助你更好地辨别不同类型的腹胀。

术语介绍

在这本书中，我用了很多术语来描述消化系统的不同部分，以及消化后的最终"产物"。

我们一起来看看消化系统的内部构造。腹胀或者腹部疼痛的位置通常都可以为我们探寻其起源提供线索，为了能够直观理解，我在下文提供了示意图，以帮助你了解在消化过程中发挥作用的器官有哪些，以及它们的具体位置。如果你是第一次接触相关内容，首先应记住的是腹部分为 4 个区域：右上、右下、左上和左下。此处的左和右指的是以你作为参照的左右，所以模型图中左和右是翻转的（因为模型是面对着你的）。医生在描述腹部疼痛和不适的位置时经常会使用这些区域名称。

图 2–1 画出了胃、小肠和大肠的轮廓，我给它们涂上阴影——标注出来，你可以大致了解它们的位置。你也可能注意到了，胃处于相对高一些的位置，它在胸腔下方偏身体左边的区域（由于你是面对着模型，所以你看到的是在你的右边，但这是模型的左边）。小肠正好在腹部的中央，而大肠则围绕在小肠周围：它的一部分位于肚脐下方的腹部中心区，其余部分实际上是在腹腔内周盘绕着小肠。

如果你不是很熟悉这些器官的实际功能，下面的内容可以帮助你了解它们。在后面的章节中，我们还会更为详细地探讨它们，并解释它们在各种类型的腹胀中扮演的角色。

- 食管：负责将吞咽的食物运送到胃里的食物管道。食管下括约肌将食管与胃分隔开，它舒张时食物就可以进入胃中。
- 胃：食物的储存室和搅拌器，在这里食物被液化，然后进入消化过程

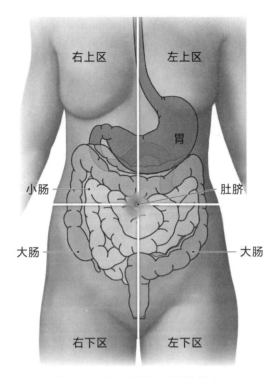

图 2-1 胃、小肠和大肠的轮廓

的下一环节中。胃酸结合着强烈的肌肉收缩保证其作用的正常发挥。从身体外部来看，胃位于腹部上部（胸骨以下，肚脐以上）、稍微偏左一点儿的区域。

- 幽门：分隔胃部与下一段消化道的肌肉通道。
- 小肠：大部分消化和营养吸收活动发生的场所。在小肠中有多种酶，它们可以将食物分解为小的分子，以便被人体吸收。从身体外部来看，大部分小肠位于肚脐的正后方和正下方。
- 大肠：一些膳食纤维和剩余未消化的食物离开小肠后将被运输到这里。大肠中生活着数以万亿计的细菌，它们主要以运输到大肠中的还未被完全消化的食物为食。大肠细胞会重新吸收这些食物中的水分和某些无机盐来帮助人体保存水分，这一过程也有助于将人体内的糊状食物残渣转化为更成形的粪便。从身体外部来看，大肠一端位于肚脐正下方腹部的中下处，并向上延伸至腹部的左侧，直到肚脐上方，然后右拐横穿过腹部，再向下掉头至腹部的右侧。如果想要对此有个更加形象化的了解，请参照图 2-2。

- 直肠：这是大肠末端平直的那一部分肠道，长度为 12~15 厘米，粪便就是在此处等待被排出。
- 肛门：它位于直肠末端，周围有收缩力很强的环状括约肌，它在平时会收紧，而在你准备排泄时则会放松使粪便通过。你可以随意自主收缩肛门括约肌。

以上所说的器官在图 2-2 中均有所标注，你可以结合这个图了解它们之间的相互联系，以及它们与其他身体结构（如胸骨、胸腔和肚脐）之间的位置关系。

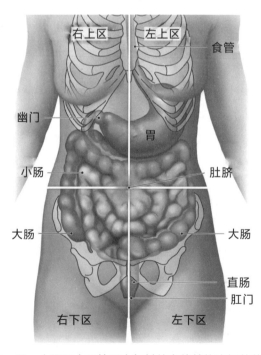

图 2-2　胃、小肠和大肠等器官与其他身体结构之间的位置关系

┈┈ 腹胀诊断小问卷 ┈┈

　　我和我的同事胃肠病学专家埃里克·戈尔茨坦博士合作开发了这个问卷，当你作为新患者来问诊腹胀问题时，我们就会用这个简易的问卷（见表 2–1）来判断你的情况。我会向你提出一系列问题（如下文所列问题，借此先找出你腹胀是源于消化道的哪一部分，然后缩小范围至最可能的一到两个病因）。虽然这个只包含了 9 个问题的问卷不能涵盖所有的医学假设，但它肯定会让你把有限的精力集中在一些最有可能的病因上。

　　首先说明，由乳糜泻和胰功能不全两种疾病导致的吸收不良所引起的腹胀并不包含在本问卷中。因为这两种情况还会导致许多其他更为严重的症状，如严重腹泻（有恶臭）、胃痛、不明原因的体重骤降、不明原因的维生素和铁缺乏等。如果你感觉自己的症状与上述描述相符合，可以预约一个肠胃科医生，并且可以在等待问诊的时间里先阅读第 10 章。如果第 10 章的内容与你的情况不符，可以再看看第 8 章的内容，最后再看本问卷。

测试方法

　　1. 仔细阅读每一个问题，在选项中找出最符合你腹胀经历的描述。其中的一些问题你也可以多选。

　　2. 你会发现在每个选项右边，都有一个或多个空心圆。请将你所选答案的那行空心圆都涂黑。

　　3. 如果你觉得某个问题的所有答案都无法准确描述你的情况，或者你无法确定答案的话，那就将此问题空着。如果答案不能准确反映你的情况，就不要选它，也不要因此而去选择最为接近的答案。

4. 在完成测试后，请计算出 A~H 每列下面的黑色实心圆的数量，并将数字写在每列最底部的方框中。

5. 记下黑色实心圆数量最多的列的序号，然后根据测试后面提供的诊断对应表（见表 2-2）找到对应的诊断和章节。建议先从匹配度最高的章节开始阅读。

6. 如果你在首选推荐章节后感觉这部分内容与你的情况不符，那就继续阅读次选推荐章节。（依此类推）

7. 如果各选项得分相对平均，也就是说既有源于胃部的腹胀又有源于肠道的腹胀，建议你从第 8 章开始阅读。如果这部分内容与你的情况不符，那就阅读得分较高的那几个章节，从中找到最为接近你情况的诊断结果。（此外，请阅读下一节中对一些常见的复合型腹胀问题的概述，可能会对你有所帮助。）尽管测试结果可能不能精准地定位问题，但是我还是希望各章节中对不同类型腹胀的详细描述能够帮助你缩小病因范围。

表 2-1 腹胀诊断问卷

		A	B	C	D	E	F	G	H
例题（不计分）：嚼无糖口香糖后，我的腹胀更为严重	是					●		●	●
	否	○	○	○	○		○		
1. 我腹胀时的肚子是……（单选）									
	柔软的	○		○	○		○	○	○
	像气球		○			○			○
	硬如石头		○				○		○
2. 我的腹胀位置主要集中在……（单选）									
	上腹部区域（肚脐上方）	○			○	○	○	○	○
	正中间，胸骨正下方			○	○	○			

续表

	A	B	C	D	E	F	G	H
下腹部区域（肚脐下方）						○	○	○
所有区域，位置不固定	○	○				○	○	○
3. 腹胀发作情况（选择三个与自己情形最相符的描述）								
在饱餐一顿后腹胀会更严重	○	○	○	○				
从早上开始越来越严重；晚上最严重	○					○	○	
如果在感到非常饿的情况下进食，那么一吃完饭就会开始腹胀			○	○	○			
吃任何东西后都会腹胀	○	○		○	○			
与饮食似乎无关			○					
4. 引起严重腹胀的食物是……（选择所有符合的）								
水		○			○			
加橄榄油和醋的大份沙拉	○	○			○			
一小盘配有大量红酱的意大利面		○	○				○	○
麦当劳标准尺寸的汉堡和小份薯条	○			○				
小份冻酸奶	○						○	○
一小碗西蓝花汤（不含牛奶和奶油）	○				○			
5. 醒来后是否会感觉腹胀?								
会，这取决于昨天晚上吃的东西	○					○	○	○
不会	○	○	○	○	○			
6. 感到腹胀时，腹内有气体吗?								
是，会打嗝	○		○	○	○		○	
是，会放屁				○	○	○		
是，既会打嗝也会放屁								
否	○							
7. 除了腹胀，还有上消化系统的其他症状（勾选所有符合的）:								
恶心	○		○	○			○	
呕吐	○		○					
胃食管反流/胃灼热	○		○	○			○	
食欲不振	○		○			○	○	

13

	A	B	C	D	E	F	G	H
易饱（吃一点儿就饱）	○		○	○		○		
除了腹胀，没有其他上消化道问题		○				○	○	○
8. 除了腹胀，还有下消化系统的其他问题（勾选所有符合的）：								
排便困难（一周少于3次）			○			○	○	
排便时总感觉排不净			○			○		
粪便黏稠，呈焦油状，很难擦干净							○	○
粪便很硬，呈小球状，像兔子粪便						○		
腹泻							○	○
浅色或橙色的稀便							○	○
排便正常	○	○	○	○	○			
9. 腹胀时的痛感属于：								
无明显痛感（但是腹胀还是会不舒服）	○	○		○	○	○	○	○
上腹部会有灼烧般的疼痛			○	○				
整个腹部都会剧痛			○		○	○	○	○
下腹（肚脐下方）绞痛		○			○	○	○	
整个腹部都有钝痛感		○		○	○	○	○	○
合计	A □	B □	C □	D □	E □	F □	G □	H □

表2-2　测试与诊断结果及章对应表

最终匹配的类别	最有可能的诊断结果	对应章
A	胃轻瘫	第3章
B	腹膈协同失调	第3章
C	典型性消化不良	第4章
D	功能性消化不良	第5章
E	吞气症	第6章
F	便秘	第7章
G	小肠细菌过度生长	第8章
H	碳水化合物不耐受	第9章

—— 一些常见的复合型腹胀 ——

最常见的腹胀原因有 10 个。通过问卷可以帮助你找出你腹胀的主因。然而，有一点必须说明的是，这 10 个腹胀原因并不是相互排斥的。换句话说，人们的腹胀有可能是不止一个原因导致的，而且这种多因素导致腹胀的情况很常见。这是因为一个潜在的病因可以影响整个消化系统。如果你认为书中某种腹胀的描述非常准确，但又感觉你的症状不止此，那你的腹胀可能是由多个原因引起的。同样，如果你遵照建议解决某种特定类型的腹胀问题时，感觉症状虽然有了很大的改善，但仍然没有达到预期效果，我建议你依据残留症状重新做一次问卷，看看是否会找到第二大腹胀原因。

可以先了解以下这些常见的复合型腹胀原因，在阅读相关章节后，看看是不是符合你的情况。

胃轻瘫（第 3 章）和便秘（第 7 章）：有时候消化系统内的某些神经出现问题会导致你整个消化系统运行缓慢。胃部清空速度缓慢则会导致腹胀和一些上消化道的相关症状，如恶心、反酸或者呕吐；大肠清空速度缓慢会导致腹胀和一些下消化道的相关症状，如放屁、便秘和腹绞痛。

腹膈协同失调（第 3 章）和便秘（第 7 章）：当消化过程中会收缩和松弛的消化道平滑肌功能失调时，其结果可能是只有上消化道受影响，还可能只是下消化道受影响，也可能是整个消化道都受影响。有腹膈协同失调问题的人也容易因为盆底功能障碍而便秘，因此，你可能会经历两种症状：饮食后肚子胀得看起来像怀孕，以及排便次数减少且无法完全排空肠道而出现的下腹不适。

乳糜泻（第 10 章）和碳水化合物不耐受（第 9 章）：乳糜泻引起的炎症

通常会损害小肠内被称为绒毛的指状突起。这些绒毛分泌的消化酶有助于吸收某些类型的糖，因此刚确诊乳糜泻的患者可能会发现自己不仅会因为麸质而腹胀，而且还有可能由于暂时的乳糖不耐受症或摄入一些高糖食物而腹胀。但是，通过执行无麸质饮食法进行调节，肠道会逐渐愈合，那些因摄入含乳糖的食物或高糖食物而出现的腹胀也会消失。

便秘（第7章）和小肠细菌过度生长（第8章）：如果你因大肠蠕动缓慢而长期便秘，那小肠很有可能也会有蠕动缓慢的问题。（医生可以通过一些运动测试来确定是否如此。）小肠运动缓慢容易导致细菌过度生长，如果你一直在尝试服用益生菌补剂来治疗便秘，情况可能会更糟。因为如果这些益生菌在前往大肠的途中有机会长时间留在小肠中，它们可能会借此机会在那里建立永久"居住地"。

如果本章思路足够清晰，表达足够准确，那么读完本章，此时你的内心应该已经燃起希望，一些关于腹胀原因的线索业已显现，更何况你还有了一个阅读顺序建议表。一切准备就绪，是时候让我们深入探索消化道，解开其中的那些谜团了！

第二部分

源于胃部的
上腹部腹胀

第 3 章

像怀了"食物宝宝"的腹胀：

由胃轻瘫和腹膈协同失调导致

我们所要讨论的第一类腹胀问题的根源在于胃。简而言之，胃就是人体的食物储存室和搅拌器。胃能够容纳食物，并将其液化，然后通过底部的幽门一点点地把食物挤出来。幽门连接胃与小肠，营养物质的吸收大多是在小肠中进行的。胃壁肌肉能收缩和舒张；在此过程中，食物与胃酸和酶混合，被液化。然后，这些液化了的食物在胃壁肌肉推动下通过幽门离开胃部继续它们的消化之路。

但是，当支配胃部活动的神经和其他细胞不能很好地协调彼此的活动时，就会导致两种不同类型的腹胀。它们都会在进食后迅速出现，而且食量越大，情况就越糟糕。因为这两种情况下的腹胀都是由胃里食物堆积过多造成的，所以我把这两种类型的腹胀统一戏谑为怀了"食物宝宝"。

── 胃轻瘫（胃排空延迟）──

在摄入固体食物或者必须咀嚼的食物，而不是汤或奶昔这类流体食物后，你的胃应该在 2 小时后排空至少 65% 的食物，在 4 小时后排空至少 90% 的食物。而胃的排空速度是由起搏细胞控制的，这些细胞由下列因素触发，如吃饱后胃壁的舒张，以及整个消化道的神经网络和激素发出的各种信号，等等。但在某些情况下，胃的起搏细胞无法正常工作，这可能会导致胃排空速度延缓，这种现象被称为胃轻瘫。

目前，有大约 2% 的人口患有胃轻瘫，女性患者比男性患者更为常见。大多数胃轻瘫患者的病因无法确定，但是目前有一点可以肯定，那就是症状通常会在病毒感染后开始，因此这一类型的胃轻瘫也被称为感染后胃轻瘫。打个比方，如果你不幸食物中毒或者肠胃感冒，那在恢复后就有可能会出现胃轻瘫的症状。此外，胃轻瘫也是 1 型糖尿病和 2 型糖尿病的常见连带症状，这主要是由长期高血糖对消化系统神经的损害所导致的。有些药物也可能会导致胃轻瘫，包括被称为胰高血糖素样肽–1 受体激动剂的注射型糖尿病药物，如百泌达（艾塞那肽）、诺和力（利拉鲁肽）和度易达（度拉糖肽）。另外，迷走神经切断术也有可能会导致胃轻瘫。

胃轻瘫所导致的腹胀是什么感觉？

无论胃轻瘫是由何引起，其导致的腹胀症状都是一样的。胃轻瘫所引起的腹胀通常不会有疼痛感，但是患者会感觉腹部饱胀，并且从外观来看，鼓胀明显。这种鼓胀在早上最不明显，而且通常情况下，吃完早餐后也不会太糟糕。但在一天中，情况会随着进食量的积累而变糟，通常在午餐后不久肚子就会明显鼓胀起来。这种腹胀在晚上最严重，特别是对于晚餐吃得较为丰盛的人而言。

对于胃轻瘫型腹胀患者而言，虽然早晨通常是一天中症状最轻的时间，但是仍然有部分患者在醒来时会发现肚子明显胀大，尤其是当他们前一天晚上摄入大量的高脂肪食物，或者晚餐吃得太晚的时候。胃轻瘫患者在向我描述他们的症状时，经常形容说："感觉吃完饭后食物仿佛就堆积在那里，像块砖一样纹丝不动。"此外，这种腹胀经常会伴有胃灼热或其他胃食管反流的症状，包括在打嗝时会反刍出少量的酸性胃内容物。

胃轻瘫所引起的腹胀通常会兼有食欲不振和早饱的症状，这意味着患者即使只是吃了少量食物也会感觉非常撑。胃轻瘫患者很少会感到饥饿，他们进食通常只是遵循一日三餐的习惯而已。胃轻瘫患者两餐之间的间隔时间可以达到5~7小时，而且在这一过程中完全不会感到饥饿。通常，只要一天中的早些时候吃了少许食物，晚饭时便没有胃口了。因此，胃轻瘫患者有时候会有奇怪的感觉，既因为饥饿而感到虚弱，同时又感觉肚子很胀而吃不下食物。之所以出现这种矛盾，是因为被吃下的食物到小肠中进行营养吸收这个环节出现了延迟。换句话说，在你的胃缓慢地将食物分解并运输到小肠吸收的过程中，你的血糖水平始终较低。

胃轻瘫经常会伴随恶心和呕吐的症状。这类呕吐现象一般会在晚饭后发生，有时会在大半夜打断你的睡眠，或者也可能出现在一大早。呕吐也可能发生在吃了高脂肪食物（如晚餐去餐厅吃牛排就是一个很常见的触发因素）或者大量的高膳食纤维食物（如大份沙拉或者爆米花）几小时后。另外，胃轻瘫也是为数不多的会造成伴随呕吐的腹胀的原因之一。

此外，胃轻瘫所引起的腹胀通常不会有过度胀气（放屁）或胀痛的症状。这类腹胀通常只是表现为饱腹不适，但本身不会伴有明显的疼痛。

胃轻瘫患者还可能会经历无缘由的体重变化；严重的话，患者可能会食欲不振，食物摄入过少，并在短时间内出现体重大幅减轻。而在不太严重的情况下，患者体重可能有所增加。这是由于摄入了更多更容易消化、更少引发腹胀的食物。打个比方，你意识到吃完沙拉之后会感觉胃部不适，很难消化，所以你会转而开始吃一些容易消化的食物，如面包、米饭、土豆泥或者意大利面等。而这会增加你每天的能量摄入量，从而导致体重随之增加。

有时，胃轻瘫的潜在病因甚至还会影响消化道的其他部分，使得小肠或大肠也出现像胃部一样的运动迟缓现象。在这种情况下，腹胀就不光只是由胃轻瘫所引起的，还可能伴随着便秘引发的腹胀。

胃轻瘫的诊断

胃排空闪烁扫描检查

一般情况下，如果医生根据你描述的症状怀疑是胃轻瘫问题，那他会安排你做一个胃排空闪烁扫描检查（也被称为胃排空闪烁显像），来推断你是否患有胃轻瘫。这是截至目前最好的一种诊断方法。

胃排空闪烁扫描检查通常是在放射科诊室进行的，测试时长为2~4小时，它测量的是标准分量的食物或液体全部离开胃所需要的时长。医生会分析一定时间之后存留在你胃中未消化的食物的百分比，从而与正常排空率进行比较。如果检查结果显示你的胃中存留的食物量超出正常水平，就说明你患有胃轻瘫。胃轻瘫的严重程度是基于测试结束时你胃中残留的食物的百分比来判断的，一般分为轻度、中度和重度三个等级。

在检查前，医生一般会给你一顿简餐——通常是燕麦片或者鸡蛋，搭配吐司。这些食物中会混合有一些放射性物质，这样放射科医生就可以通过专业设备来拍摄你的腹部，追踪这些食物在消化道中的移动。检查不使用X线技术。这项检查可以用液体食物，也可以用固体食物。固体食物的排空可能会有延迟，但是液体食物的排空一般不会。即便二者都出现延迟，一般来说，食用液体食物之后的胃排空速度也会更快一些。

在某些情况下，为进一步排除胃之外的消化道其他部分也被影响的可能性，医生可能会建议你做一个更全面的检查，检测食物在胃部、小肠和大肠中的运输时间。这种检查被称为胃肠道闪烁扫描检查。胃肠道闪烁扫描检查通常需要4天时间，第一天你需要在放射科做大约6小时的检查，之后的3天则需要每天去医院拍片子。

除上述的检查外，还有一些并非专门诊断胃轻瘫的检查也能够为你提供疾病存在的线索。

上消化道造影检查

上消化道造影检查使用X线技术来跟踪记录液体食物进入你胃部以及十二指肠（小肠第一段）的过程。在这项检查中，你需要服钡餐——一种含有钡的黏稠液体，放射科医生将监测它们在你消化道中的移动过程，并在此过程中拍片。这一检查无法直接诊断胃轻瘫，但是如果你有胃排空延迟的问题，它能够帮助医生判断幽门问题是否是导致胃排空延迟的原因。例如，这个检查显示幽门狭窄，而这可能导致食物通过不畅。这是胃轻瘫的一个潜在原因，医生能够通过扩大幽门开口解决这一问题。虽然患者经常抱怨钡餐的味道和口感令人作呕，但实际上，上消化道造影检查并不痛苦，最多也就是让你便秘一两天。

内镜检查

内镜检查时，医生（通常是胃肠科医生）会让一个带着摄像头的管子经由你的口腔伸入你的身体内部，经过食管，进入胃部，从而通过摄像头拍摄的照片观察上消化道的具体情况。整个检查大概会持续 15 分钟，通常会使用麻醉剂。

虽然医生不会将内镜检查作为胃轻瘫的诊断依据，但是在检查时，他们有可能会发现一些显示你患有胃轻瘫的线索。例如，如果他们在检查中发现你的胃中还有前一天晚上的食物残留，那可能就说明你有胃排空延迟的问题。因为内镜检查需要你从前一天晚上开始禁食，所以如果胃的功能正常，这段时间足够胃部清空食物。胃肠科医生还可能在内镜检查中发现你的胃在检查过程中收缩异常。一旦观察到上述这两种现象，医生可能就会建议你做胃排空闪烁扫描检查。

除此之外，内镜检查还能检测你是否患有幽门梗阻，它可能由以前手术留下的瘢痕或已经愈合的溃疡、肿瘤，或者是胃石引起，会导致食物无法正常排出胃部。此处所说的胃石就是胃部未能消化的物质所结聚形成的团块，如食物、药丸、头发等，它们结聚成块后会堵塞幽门，从而导致食物无法从胃里排出。

胃轻瘫的医学治疗

对于胃轻瘫的治疗，医生一般会采用饮食调整和药物治疗两种治疗手段相结合的方式，具体手段会依据症状的严重程度来调整。由于药物治疗存在潜在的副作用，所以医生可能会建议你先通过饮食调整来控制症状。此外，如有必要，可采取内镜手术来治疗。

药物疗法

胃轻瘫的主要医学治疗方式是服用促胃肠动力药物。该类药物的工作机制是刺激胃的活动，让其收缩更为频繁，从而更快地排空胃里的食物，减轻胀气、饱腹、食欲不振、恶心、反流或者呕吐等症状。能够促进胃动力的药物包括胃复安（甲氧氯普胺）和吗丁啉（多潘立酮）。此外，红霉素和希舒美（阿奇霉素）这两种抗生素也具有促进胃动力的效果。但是，仅凭药物并不能一劳永逸地解决胃轻瘫的问题，要想根治，饮食上的调整也是必不可少的。

还有一些药物能够帮助我们缓解胃轻瘫的一些症状，尤其是恶心、呕吐等，但是它们治标不治本，止吐药就是如此。此外，还需注意的是，它们虽然管用，可副作用大。一些止吐药可能会导致便秘，所以对肠胃运动缓慢、本身就在经历便秘型腹胀问题的人而言，服用这类药则可能意味着腹胀会更加严重。

外科疗法

胃轻瘫很少需要通过手术治疗，除非必要。通常只有症状十分严重，且食疗和药物治疗都无法帮助你维持最低标准的健康体重时，医生才会考虑手术治疗。医生有几种方案可以选择，比如植入胃神经刺激装置，促进胃部更有规律地收缩；或通过空肠造口术，将喂养管直接插入肠道，绕开胃部；或扩张幽门或者切除幽门；又或是通过内镜注射肉毒杆菌毒素，让幽门括约肌放松，使食物能够更顺畅地从胃部排出。医生会根据你的具体情况，决定应该做哪种手术。

胃轻瘫的食疗

食疗可以在一定程度上控制胃轻瘫的症状，但无法彻底解决问题，因为通过饮食并不能使胃的收缩速度加快。不过，食物的质地、体积、脂肪含量和膳食纤维含量的确会影响食物在胃中的消化时间。

选择柔软、低脂、膳食纤维含量适中的食物，少食多餐

还记得我在本章的开始将胃形容为一个搅拌器吗？胃部这个搅拌器需要将里面的食物液化并清空它们，所以当搅拌器功能失常，比如它只能震动但无法将食物打碎时，你认为以下哪种食物能够比较快地液化呢？肉饼还是一大块牛排？烤甜菜沙拉还是生羽衣甘蓝沙拉？水果奶昔还是一大碗鲜菠萝块？玉米面还是爆米花？花生酱还是一把花生米？

我们摄入食物的质地很大程度上影响着胃排空食物的速度。这也可以理解为你食用的食物的质地决定了你的腹胀程度。此外，在吞咽前多咀嚼也会有帮助，因为这会使食物颗粒变得更小，尤其是膳食纤维会被切碎、磨细，这会使得食物液化得更快。以下是我为我的患者提供的一些建议。

- 不要生吃蔬菜，要吃熟蔬菜——熟蔬菜更易咀嚼，且在与胃酸混合后分解得更快。
- 吃生水果的话，尽量选择质地较软的少籽成熟水果，去皮食用。
- 水果、绿叶蔬菜以及一些质地较硬或者有皮有籽的食物，可以煮成汤，或者打成蔬菜汁食用。这些食物如果大块吃下，无论生熟，都可能会给胃造成很大负担，尤其是在摄入量很大的情况下。
- 选择更精细的全麦食品，比如由全麦面粉制成的谷物片、速溶燕麦片、全麦煎饼或华夫饼，以及较暄软的全麦三明治面包。相比小麦粒、钢切燕麦和大麦仁这些更有嚼劲的整粒熟谷物，上述食物更易消化。
- 如果摄入过多全麦食品会加剧你的腹胀，那就在饮食中加入一些低膳食纤维的精制谷物或富含淀粉的碳水化合物类食物（如白米饭、去皮

土豆、意大利面和白面包）。

- 吃豆子的时候不要带皮吃，尽量选择鹰嘴豆泥。

- 不要直接吃坚果或者混合坚果，尽量选择花生酱或其他坚果酱。

- 选择柔软低脂肪蛋白质，如鸡蛋、鱼、贝类、豆腐、低脂乳制品或家禽，少吃脂肪含量高且肉质更紧实的蛋白质，如牛排、排骨、羊肉或任何油炸食物。

- 将食物切得小一点儿，细嚼慢咽。

我在第 12 章详细介绍的对肠胃刺激较小的饮食方案，可以帮助胃轻瘫患者缓解腹胀。我按照食物的质地，整理出了食物红黑榜，另外还提供了许多实用的饮食建议。读完这章后，你会知道自己可以将哪些食物作为主要食物，以及需要少吃哪些食物。

除了食物的质地外，你一次吃下的食物量也会影响胃轻瘫造成的腹胀感。每天少食多餐要胜过按照一日三餐的规律进食。虽然过去对胃轻瘫患者的常见建议是每天吃 6~8 顿饭，但我遇到的胃轻瘫患者几乎全都无法忍受每天吃超过 5 顿的小餐；4 顿小餐是我接诊的患者中最常见的情况。这是因为大多数有胃轻瘫的患者在每餐饭之间需要花整整 4 小时来清空胃部，然后才能舒服地享受美味。

合理安排用餐时间对于控制胃轻瘫引起的腹胀至关重要，见表 3–1。如果你早上醒来后就能吃得下东西，那我建议你醒来后首先就要进食。如此一来，你便可以更好地安排一天中的用餐时间，不会因为间隔时间短而导致食物的堆积。这有益于胃轻瘫患者有效地控制腹胀症状。如果你早上 6 点半起床，但直到 10 点半才吃早餐，你就错失了从一顿早餐中获取营养的机会。而且要知道，在早餐时胃的容量可能是最大的，因为它有整整一晚的时间来更彻底地清空前一餐的食物。此外，早上也是大多数人胃口最好的时候，在这之后我们的胃口会逐渐减小。

表 3-1　供胃轻瘫患者参考的饮食安排

一日饮食	时间
早餐	6：30—8：30
半份午餐	11：00—12：00
另外半份午餐（或小食）	15：00—16：00
小份晚餐	19：00—20：00

如果你醒来时总是感觉腹胀、恶心或呕吐，那就意味着你在晚餐时吃的太多或者进食时间太晚了。请尝试睡前三四个小时不进食，尽量在一天的早些时候摄入足够的食物，如早餐多吃一点儿，或者在晚餐前吃点儿零食，然后晚餐少吃一点儿。

如果你想在晚饭后吃甜食，那么最好在晚餐后尽早吃，如晚上 9 点前，而不是在睡觉前吃。这样可以避免躺下睡觉时胃食管反流，甚至呕吐的情况出现。相比固体食物，低脂的液体或者糊状食物是更好的选择。1 杯热可可、约 180 ml 的低脂酸奶、1 份水果冰激凌或者水果冰沙、1 小碟脱脂冰激凌或者冷冻酸奶，抑或苹果酱、脱脂布丁和果冻都是不错的选择。第 12 章还列出了更多选择供你参考。

如果你改变了饮食结构，也执行了膳食间隔合理的饮食计划，但是腹胀问题仍然不见好转的话，你还可以尝试一些其他的技巧。有一种方法是在一天中交替进食固体食物和液体食物，患者对此反馈良好。因为相比于液体食物（如汤和奶昔），固体食物需要的排空时间更长。所以，如果早餐吃的是固体食物，如鸡蛋和烤面包，那午餐时你可以尝试吃一些液体食物。或者，你也可以在早餐时吃液体食物，如 1 杯水果蛋白质奶昔，然后午餐时吃固体食物，如 1/2 个火腿三明治搭配 1 份蒸手指胡萝卜。

如果一日四餐仍然会让你腹胀，但是一日三餐又无法满足你的营养要求，无法让你保持健康的体重，那么你可以尝试在一日三餐基础上，辅以一些强化营养的透明液体饮料来满足营养需求。许多胃轻瘫患者会喝大量的水或茶以补充水分，但是，这样会挤占营养物质的空间。所以，可以尝试在你喝的水或者茶中加一些营养成分。例如，在椰子水或者咖啡中加入一些蛋白粉，或者是在水中加入一些水果味蛋白粉。你也可以在一天中补充一些透明的液体代餐或者蛋白质饮料。你可以选择将它们冷冻做成冰棒作为餐间零食，或者制成冰块加入水中。

虽然凡事皆有例外，但一般来说胃轻瘫不会不治而愈，许多胃轻瘫患者发现他们的症状时好时坏。所以，在你弄清楚应该如何选择食物和安排饮食以及哪种安排和选择能够让你保持最佳状态后，你就应该长期坚持这一饮食模式。

如果你有糖尿病的话，注意控制好血糖水平

不管是 1 型糖尿病患者还是 2 型糖尿病患者，血糖水平过高或者高血糖症都会导致胃排空变慢。高血糖严重发作——比如当血糖峰值达到 200 mg/dL 或更高时，胃排空速度就会明显变慢。（正常情况下，进食 1 小时后的血糖水平应该在 155 mg/dL；进食 2 小时后为 140 mg/dL。）餐后血糖的飙升可能是忘记服用糖尿病药物或者服用剂量不当所致。此外，即使用药正确，但如果一次性摄入大量的糖类食物，仍然会出现高血糖，如喝太多的果汁，聚餐时吃太多的蛋糕或者饼干，吃太多糖果，或者一顿包括甜茶、面包卷、土豆泥、填馅火鸡、蔓越莓酱和核桃派等高糖食物的感恩节大餐。如果你极易出现血糖波动，那么在吃碳水化合物类食物的同时吃含蛋白质或脂肪的食物能够帮助你减轻碳水化合物对血糖的影响。另外，也要尽量避免喝含糖饮料，并且注意淀粉类食物和甜食的摄入量。

少吃医学上非必要的药品和补剂

胃轻瘫患者在服用一些医疗上非必需的补剂或者药品时应当十分谨慎。

（截至目前，并没有证据证明任何草药或者补剂能够加快胃排空的速度。）这是因为胃部需要花很长时间才能分解药片上的涂层。"缓释"药物更甚，因为它们的涂层是被精心设计过的，为的就是防止在胃的酸性环境条件下被分解。而这些溶解缓慢的药片会在幽门处造成堵塞，导致胃排空进一步延迟。胃轻瘫患者是药物结石的高危人群，这种结石，本质上就是大量未消化药物堆积的产物，阻塞幽门，导致胃里的任何东西都无法进入肠道。这种阻塞会引起严重的呕吐，通常需要住院治疗才能解决。

如果你患有胃轻瘫，但因为有合理的医疗理由，必须服用维生素或者其他补剂，那么尽量选择口服液、咀嚼片、软糖、含化片或者冲剂。一般来说，专供儿童的维生素是很好的选择。还有一种不需要使用药物就能增加营养摄入的方法就是食用一些添加了维生素和矿物质的早餐食品，如一些中低膳食纤维谷物（脆谷乐、玉米片、谷物球等）或者即食燕麦片、谷物粉和粗玉米粉。此外，需要注意的是，如果这些早餐食品的包装上印有有机的标签，则意味着该早餐食品不含有额外的维生素和矿物质。

萨沙的胃轻瘫故事：
上消化道和下消化道之间的宿怨

萨沙，女性，24岁，身材高挑、体格健壮，她唯一的健康问题就是从小就便秘。鉴于此，她非常自律地摄入各种高膳食纤维食物：早餐吃麸皮薄饼，午餐吃羽衣甘蓝沙拉，零食吃生胡萝卜配鹰嘴豆泥，晚餐吃富含膳食纤维的浆果麦片。她的努力没有白费，效果显著，高膳食纤维饮食使她经常一天会排便好多次，并且都能轻松彻底地排便。

大约两年前，萨沙因胃部感染生了一场病，但很快就好了，在那之后她突然开始感觉到明显的腹胀和饭后恶心，而且呕吐也越来越频繁。她可能有两三周一切正常，然后又会突然发作，发作期间，她可能会在晚饭后呕吐，最多的时候甚至每周会呕吐 4 次。萨沙开始去看胃肠科医生，医生建议她做上消化道内镜检查和结肠镜检查，而检查结果显示一切都很正常。另一位胃肠病专家给她做了呼吸测试，以排除小肠细菌过度生长的可能；结果是阴性的，但这位专家还是给她开了抗生素，并告诉她应遵循低发漫饮食，这种饮食中可发酵碳水化合物含量少。但是病情依然不见好转，腹胀、恶心和经常性呕吐还在继续。

等她第三次去医院问诊时，医生（第三位）诊断她患有胃食管反流，并给她开了质子泵抑制剂药物。虽然她恶心的严重程度和呕吐的频率有明显改善，但腹胀问题仍然存在，晚饭后呕吐的情况每周仍会出现一次。萨沙开始用一个智能手机应用程序记录她的饮食和症状。最终，她来到了我的诊所。

我看了萨沙腹胀和呕吐最严重的那段时间的饮食记录，并很快发现了规律：症状严重的那几天，她的午餐几乎都是吃沙拉和大量的高脂肪食物，并且在午餐后的 4 小时内吃了零食。虽说晚餐吃大量的高脂肪食物似乎总是会导致严重的腹胀、恶心和呕吐，但就萨沙来说，在症状严重的那几天，晚餐吃的是什么影响并不大。

我开始怀疑萨沙的胃可能排空速度很慢，而事实上她的"有益于健康"的高膳食纤维午餐以及她偏爱的高脂肪午餐都会导致她本就迟钝的胃排空得更慢。（记住本章前面说过的——脂肪和膳食纤维都会减慢胃的排空速度。）因此，每当下午吃零食太早（此时胃还没能完全消化掉午餐），又或者当午餐吃太多时，她都会出现食物堆积引起的腹胀以及恶心和呕吐。

之前，萨沙的医生给她做了一次胃排空闪烁扫描检查，结果证实她确实患有胃轻瘫。基于此，我为她推荐了一种中等膳食纤维的温和饮食（见第 12 章），并劝告萨沙不要吃生蔬菜、麸皮薄饼和强化谷物。我建议她每天需 3 顿低脂正餐外加1份零食，每顿饭间隔4小时以上。另外，我还建议萨沙以后尽量从成熟的去皮水果、质地较软的全谷物（如即食燕麦片或糙米）和煮熟的蔬菜或蔬菜汤中获取身体所需的大部分膳食纤维。

执行温和饮食法后，萨沙的腹胀、恶心和呕吐问题有了明显改善，只要她能控制好饮食，基本上几周不会有症状。（当然，旅行期间难以控制饮食。）但很快，她开始注意到她的"老冤家"便秘又开始找事了。膳食纤维和粗粮的摄入量减少使得她腹胀恶心的次数有所减少，腹胀恶心的严重程度也有所减轻，但也增加了她排便的困难。现在，萨沙每隔一天才排便一次。而在不排便的那些天里，她放屁的次数更多了。萨沙的上消化道和下消化道的需求不一样，要想同时满足这两种需求比较困难。

因此，肠胃科医生和我要在两者之间找到一个平衡点。肠胃科医生让她尝试服用各种不同形式和不同剂量的镁盐，作为一种温和的泻药（见第7章和第14章），直到测试出哪种形式和剂量是最有效的，而我一直在给她推荐一些含有能促进排便的水果和蔬菜的食物，它们具有泻药的生物效应，如西梅汁加冰沙、煮熟的甜菜沙拉和加牛油果泥的蔬菜汉堡。与许多患有慢性胃肠道疾病的人一样，萨沙必须提前规划饮食，确保她自己有合适的膳食和零食可吃，以帮助控制症状。

每隔一段时间，萨沙就会对自己的限制性饮食感到沮丧，并决定放纵自己，想要随心所欲，这样她就能再次感受到"正常"的滋味。但她每次这样做时，都会付出沉重的代价，如腹胀、恶心和呕吐。但大多数时候，她都会坚持自己的计划，并且感觉良好。萨沙的医生给她开了促进肠动力的药物，这些药物也能让她在选择食物时有更多自由，但萨沙说她目前还是只想通过饮食来控制症状。不过，如果将来哪天也经不住诱惑了，萨沙也知道她可以考虑尝试哪些药物。

·—— 腹膈协同失调 ——·

协同失调是用于描述肌肉运动不正常、不协调的一个通用术语。这可能是神经信号错误而导致的。能影响消化系统的协同失调有很多种，其中会导致一种非常典型的腹胀。这种腹胀起源于胃（严格来说，也起源于小肠），被称为腹膈协同失调。

在禁食期间，没有食物残余时的胃大概有拳头那么大。但胃有惊人的伸展能力，可以容纳大量的食物，一次可以容纳大约 1 L 食物。当你的胃在腹腔内变得越来越大时，位于腹腔上部的膈肌便会上抬，为胃腾出空间。同时，腹壁肌肉也会稍微放松，以适应扩张的胃。

但是，在有腹膈协同失调的情况下，膈膜无法正常向上抬；当胃和小肠逐渐充盈食物，需要扩张足够空间时，它甚至还可能会下沉、进入腹腔。与此同时，腹壁肌肉会极其夸张地放松。例如，你可能只吃少量的食物，如 1 根谷物燕麦棒，但你的腹壁肌肉就会伸展到像是吃了一顿丰盛的感恩节大餐的程度。就这样，充满食物的胃和小肠向外挤压腹壁，而腹壁现在已经过于放松，开始明显地向外鼓胀。于是乎，你看起来像怀孕了。

腹膈协同失调常见于有焦虑或抑郁病史的人群。虽然男性和女性都会出现腹膈协同失调的问题，但年轻女性遇到这一问题的概率更大。有严重焦虑、情感创伤或者饮食失调史的女性可能比其他人更容易腹膈协同失调。某些有腹膈协同失调问题的人（并非全部）同时还会伴有盆底肌（负责排便的肌肉）协同失调，这会导致便秘和排气（放屁）困难。之所以会排便不畅，是因为腹壁需要用力才能将粪便挤出直肠，而过度放松的腹壁无法维持这种程度的压力。关于盆底肌协同失调引发的便秘，第 7 章有详细的讲解。

腹膈协同失调引发的腹胀有什么感觉？

腹膈协同失调导致的腹胀让人看上去像怀孕。通常，鼓胀的区域从腹部高处开始——胸腔下方的三角形区域也会鼓胀，而下面的腹部整体呈饱满鼓胀之态。这种通常不会出现紧绷之感的腹胀被戏谑为像怀了"食物宝宝"。

腹膈协同失调的另一个特征就是有些患者鼓胀的腹部与胸骨之间有一个凹陷的"排水沟"。这种情况在身材苗条的年轻女性身上最为常见。这些女士饭后如孕妇般鼓胀的腹部与她们原本瘦小的身材反差极大。

此外，腹膈协同失调引发的腹胀的另一个独特之处在于，即使只是喝水或者吃极少的食物，也会引发腹胀。虽然说这类腹胀的严重程度仍然取决于食物（或饮料）的量以及食物本身的特性，但只要有任何固体食物、液体或者气体进入胃和小肠中，就会引发腹胀。与小块的、质地较软的食物相比，体积大、膳食纤维含量高的食物引发的腹胀更明显。通常情况下，人们对腹膈协同失调引起的腹胀的感受描述为不舒服（和心理上的沮丧感），而不是生理上的痛感。

腹膈协同失调的诊断

如果你怀疑自己可能有腹膈协同失调，可以拿张你腹部鼓胀最严重时拍的照片给胃肠科医生看，这可能有助于他做出准确诊断。因为在去看病时你的肚子可能并不鼓胀，所以说如果没有照片作为参考，医生也无法进行评估。虽然一些医生可能听过无数患者抱怨腹胀问题，早已对此司空见惯，但是如果他们看到你如孕妇般鼓胀的肚子，还是会较为认真谨慎地对待你的问题。

临床检查

腹膈协同失调的诊断并不需要依靠实验室数据或者各种指标，通常医生直接通过身体检查就可以判断。医生一般会检查你的肚子，并判断它是否属于"中空"的状态，即食物或气体储备量与其鼓胀的严重程度是否相匹配。医生还会看你提供的各个时段的照片，比如起床后、早餐后和晚饭后的照片。他可能还会让你在就诊时喝少量的液体，来测试这种适度的饮水量是否也会立即引起预期中的那种让人觉得离谱的腹胀。

直肠动力学检查

医生还会用一种评估盆底肌功能的测试来诊断腹膈协同失调。它就是直肠动力学检查。医生会先将一根顶端带有气囊的细导管插入你的直肠之中，细导管上带有测量压力的传感器。之后，医生会将少量的空气充入细导管中令气囊膨胀，并且会在测试中的不同时间点要求你收缩或者放松肌肉，在此过程中，仪器会测量与排便相关的神经和肌肉是否正常工作。

一些医生还会在这个检查过程中增加一个步骤，那就是在气囊被注入少量空气后以及你在用力假装排便时检查你的腹部的膨胀程度。过程并不烦琐，医生可能只需把手放在你的肚子上，就能感觉出肚子的鼓胀程度。当然了，医生有时也会拿出卷尺来测量腹围的增长值。（正常情况下，变化不会太大。）医生会依据这些数据进行临床判断。至于究竟什么腹围值属于正常，什么腹围值属于不正常，目前并没有统一标准。因此，最好去找腹膈协同失调专家。他们经验丰富，医术精湛，会更容易识别出腹膈协同失调。

腹膈协同失调的医学治疗

目前，医学界对于腹膈协同失调的研究还不充分，也仍未找到它的标准疗法。因此，腹膈协同失调的治疗要因人而施，通常是药物治疗、饮食调整和物理治疗三种方法相结合。

表面活性剂药物

任何能够进入胃部的东西，包括气体，都会引发与腹膈协同失调相关的腹胀，因此，通过表面活性剂药物将胃中的大气泡分解为小气泡可以缓解腹胀问题。一些非处方药，如含甲硅的药物对治疗这种腹胀有帮助，且在进食前服用效果更佳。更少的气体就意味着更少的胀感，腹部就不会鼓胀得那么严重。另外，表面活性剂药物不会被血液所吸收，它们会停留在消化道中。因此，即使长期定时服用，这种药物也是非常安全并且有良好耐受性的。我有许多腹膈协同失调患者现在也都会在餐前服用这种药物。

神经调节药物

腹膈协同失调是由神经信号出错导致的。因此，一些能够阻断这种异常的神经信号、阻止腹壁肌肉出现过度松弛的药物具有一定疗效。这类药物包括那些用于治疗肠易激综合征和功能性胃肠道疾病的药物（医生应该知道具体有哪些）、某些抗抑郁药和其他神经系统药物。另外，虽然听起来有些矛盾，但是一些肌肉松弛剂，比如巴氯芬，对一些腹膈协同失调患者也有帮助。当然了，所有这些药物都有一定的副作用，所以在服用前务必要咨询医生。

物理治疗和生物反馈

物理疗法与生物反馈仪（肌电图仪）相结合，可用于强化较弱的腹壁肌肉，并对那些与消化有关的神经和肌肉进行"再教育"。在用生物反馈仪进行检查的过程中，一些经验丰富的治疗师会在你的腹部肌肉上安装传感器，然后指导你做一些放松和收缩这些肌肉的动作。当你按照指示做动作时，会有图形显示在视频监视器或有声音提示（如一种特殊的哔哔声），这会让你更加清楚地意识到那些典型的无意识肌肉功能。

治疗师还会指导你尝试不同的拉伸和收缩动作，以增加肌肉张力。当你达到理想状态时，屏幕上将出现一个特定的图像或将有特定的声音响起，这就表示你的动作符合要求。你可以继续练习那个动作，直到开始自如地控制肌肉。在治疗期间，通常你还需要在家里做一些训练来强化肌肉，帮助肌肉增加张力。

腹膈协同失调的食疗

由于腹膈协同失调在本质上是异常的肠道肌肉反射问题，所以仅凭食疗无法将其根治。但是，调整饮食还是能够帮助你减轻腹胀症状的，见表 3-2。

表 3-2　供腹膈协同失调患者参考的饮食安排

一日饮食	时间
花 1 小时慢慢啜饮 1 杯咖啡或者茶	6：30—7：30
把你的早餐进食时间延长至 2 小时	8：00—10：00
啜饮液体补水	10：30—12：00
花一两小时吃小分量的午餐	12：30—14：30
啜饮液体补水	15：30—17：00
1 小份好消化的零食	17：00
花一两小时吃小分量的晚餐	18：30—20：30

吃东西尽量减少胃的拉伸

选择那些质地偏软且容易咀嚼的食物，不要吃较大且较硬的食物，注意细嚼慢咽。喝水时尽量少量多次啜饮，尽量减少胃的拉伸，从而减轻腹部鼓胀的程度。此外，将液体和固体食物以及零食分开食用也很有帮助。

打个比方，你可以把早餐时长延长至 2 小时，在这期间小口慢慢吃和喝咖啡，从而使胃在吃饭的过程中有充分的时间排空食物。你可以在午餐前的一两小时中慢慢喝一杯茶，然后在午餐时花 2 小时悠闲地吃一块软和的三明治。

下午的时候可以吃点儿香蕉或酸奶，然后休息一会儿，再开始细嚼慢咽地吃晚餐。（吃到一半，你休息一下，然后再回来吃。不需要在餐桌上坐 2 小时！）像这样缓慢地进餐，能够帮助你在吃饭前保持正常的饥饿水平。人在极度饥饿时是不可能做到控制食量和细嚼慢咽的，而如果你又有腹膈协同失调，那么狼吞虎咽一番下来，腹胀便是必然的结果。

如果你有限制性饮食或者暴饮暴食等各种饮食失调的问题，那么你应该先解决饮食失调问题，这有助于显著地改善腹胀问题。我有许多患者在饮食上都很注重控制能量的摄入，他们经常喝大量的零能量的液体或者大量低能量的生蔬菜来获得饱腹感。但是，这种行为实际上会加剧腹膈协同失调所引起的腹胀，因为这些食物会使得他们的肚子鼓胀得很大，而且这些食物要许久才能排空。暴饮暴食也是如此，摄入过量的食物会导致肚子过度鼓胀，饱胀感强烈，而这些食物通常需要几小时才能被消化排空。另外，长期暴饮暴食，胃壁肌肉就需要经常拉伸以应对，久而久之，胃壁肌肉会逐渐松弛，这就导致即使摄入正常分量的食物，也会出现极为夸张的腹胀。（物理治疗可以帮助强化并重新训练这些肌肉。但是需要戒掉暴饮暴食的行为，治疗才能够起效。）

温和饮食是减少胃拉伸和加速胃排空的最好办法，有助于控制腹膈协同失调引起的腹胀。然而，与胃轻瘫患者的饮食方法不同的是，腹膈协同失调患者的饮食方法可以更加灵活。读完本章之后，可以直接翻阅第 12 章，你就会知道应该选取什么食物作为主食，以及需要注意哪些食物，以免惹上麻烦。

通常情况下，改变食物的质地并且减少单次进食的食物量可以显著缓解腹膈协同失调导致的腹胀。然而，由于肠道内产生的气体也会使腹部鼓胀，所以减少会在肠道中产生气体的食物（如豆类、抱子甘蓝和膳食纤维棒）的摄入也很有帮助。如果你患有腹膈协同失调，并且感觉肠道内气体在一定程度上导致了腹胀，那就试着将日常饮食与第 13 章中的食物列表做个比较。若你发现很多自己常吃的正餐食物和零食都属于高发漫食物，可以试着用一些低发漫食物来替代它们，然后看看这是否可以有效缓解腹胀。

第 4 章

胃酸型腹胀：
由典型性消化不良导致

腹胀不仅有慢性的，也有急性的。所谓急性，也就是极具情境性。胃酸型腹胀就是一种高度情境性的腹胀；通常易感人群在做以下几件事时就会出现腹胀症状。

- 两餐之间间隔时间过长且没有吃零食补充能量，导致自己过度饥饿。
- 吃得过多或者吃了高脂肪食物。
- 饮酒，尤其是空腹饮酒。

我的患者一般很难找到自己的胃酸型腹胀问题的诱因，因为同样的餐食可能今天吃完身体好好的，明天吃完身体就突然出现胃胀了。想要解决这一谜团，重点在于要了解触发腹胀的情境。

—— 典型性消化不良 ——

消化不良不是一种医学诊断，而是对你进食后可能出现的不适症状的描述。腹胀就是消化不良的常见症状之一。典型性消化不良通常是由潜在的疾病引起的，如胃炎（胃黏膜发炎）、胃溃疡、食管裂孔疝或者胃食管反流。与胃食管反流或消化不良有关的腹胀就是我所说的胃酸型腹胀。正是因为这种消化不良与胃酸有关，所以才被称为胃酸型腹胀，并且使得许多抗酸产品的营销人员将其称为胃酸过多性消化不良。如果医生无法找出明确的导致你消化不良的医学条件，那么他可能会被诊断为功能性消化不良（见第 5 章）。

消化不良通常是由食物量大、脂肪含量高、辛辣和（或）吃得太快引起的。尤其是饭前饮酒。

典型性消化不良下的腹胀是什么感觉？

典型性消化不良引起的腹胀会在饭后立即出现。通常在吃了一顿大餐或高脂肪餐食后，或者进餐时间与上一餐间隔太久时（如不吃早餐，直到中午或中午之后才吃第一口饭），情况会更糟。腹胀时，肚子鼓胀得像一个充满气的气球，而且经常伴有打嗝。有时打嗝还会使胃里的少量内容物被反刍出来。胀气会让人感觉很不舒服。你的整个腹部可能会明显地鼓胀，但更多的时候，不适集中在胃的上部，紧靠胸骨的区域。

典型性消化不良引起的腹胀通常伴有胃食管反流，这会通过胃灼热、恶心、喉咙痛、嘴里有酸味或金属味表现出来。如果你确实有胃灼热，那么，可能不只会感受到不适和饱胀，而且会感到疼痛。在极少数情况下，你还可能会出现呕吐。

典型性消化不良的诊断方式

消化不良本身并不是一种临床诊断。尽管如此，对大多数有经验的医生来说，其许多症状还是很明显的，通常只需要稍微观察便能分辨出来。

内镜检查

如第 3 章所述，在内镜检查时，胃肠科医生会将一根带有摄像头的管子从你的嘴中插入，让其沿着食管进入胃，这样医生就可以从内部观测这些上消化道的器官。检查会持续大约 15 分钟，并且是在你处于麻醉状态下进行的。医生可能会用内镜检查胃上部是否有炎症、溃疡，或者胃和食管是否有相关损伤。他也可能会采集组织样本，通过实验分析判断你是否感染了幽门螺杆菌，这种细菌会引发消化不良的症状。

幽门螺杆菌的呼吸检测或粪便化验

在一些情况下，医生不会直接让你去做内镜检查，而是会先让你做无创检查（如呼吸检测或粪便化验），以检测幽门螺杆菌感染的存在。如果结果呈阳性，他们可能会先开一些抗生素，一段时间后看看症状是否有所缓解，然后再考虑是否要进行相对更具侵入性的内镜检查。如果幽门螺杆菌感染是导致腹胀和上腹不适的原因，那么在接受抗生素治疗后，症状应该会消失。但是，有时根除幽门螺杆菌的方法实际上会使胃食管反流更严重。可以肯定的是，这是一个两难的困境。也正因如此，在我们的实践中，我们不会贸然主动去消灭这些幽门螺杆菌。相反，在开始追捕这种狡猾的细菌之前，我们通常会调整饮食和使用一些基本的非处方药。

做幽门螺杆菌呼吸检测需要空腹。医生会让你吞下一颗含有尿素的药丸或者冲剂，15分钟后，你要对着一根管子吹气，这样实验分析员就可以捕捉并分析你呼出的气体样本。如果你感染了幽门螺杆菌，那么呼出的气体将具有做出确定诊断所需的所有特征。现在，通过血液检测幽门螺杆菌的方法已经过时，因为它无法区分患者是在感染之中还是过去曾经感染过。

典型性消化不良的医学治疗

许多非处方药和处方药都能缓解消化不良所引起的腹胀。

抗酸药和抗酸剂

抗酸药能够快速但短暂地缓解胃酸型腹胀，在药店柜台可以买到这些药物。这种药可以中和胃酸，帮助你通过打嗝将一些引起腹胀的气体排出。目前市面上有许多抗酸产品可供选择，如碳酸钙咀嚼片（它还能用于补钙，对一些担心骨骼健康的女性来说无疑是个好选择）。如果你喜欢嚼口香糖，又是一个怀旧的人，那抗酸口香糖是一个不错的选择。它是一种碳酸钙口香糖，我有许多上了年纪的患者都很喜欢它。除了上述这些之外，还有一些含有氢氧化镁或氢氧化铝的液体抗酸剂，也十分有效；有的产品中还含有促排气的西甲硅油（这种成分同样能够缓解腹胀）。但是，需要注意的是，如果你有肾脏类疾病，那么最好远离那些镁类抗酸补剂。

　　碳酸氢钠（又称小苏打）也是一种有效的胃酸缓冲剂。将碳酸氢钠和水混合在一起制成的抗酸剂对成年人是安全的，对孩童则要慎用。正确的比例应该是每杯水加入 1/4 茶匙碳酸氢钠。你也可以选择将碳酸氢钠和阿司匹林混合在一起的药物，用于缓解轻微疼痛。但如果你对阿司匹林过敏，或者有使用过多非甾体止痛药的溃疡病史，那么最好不要选择这种药物。

　　另一种常见的抗酸成分是次水杨酸铋，它除了治疗消化不良的上消化道症状外，还能缓解和消除腹泻。有些含次水杨酸铋的药物中的有效成分会使你的粪便变黑，所以如果服用后一两天内看到自己粪便颜色不正常，不必惊慌。此外，如果你对阿司匹林过敏，应该注意避开这类药物。

组胺 H_2 受体拮抗剂

　　一种叫作组胺 H_2 受体拮抗剂的药物能够干扰组胺，抑制胃酸的产生。常见的此类药物有法莫替丁和雷尼替丁。虽然上文所述的抗酸药和抗酸补剂几分钟内就会起效，而组胺 H_2 受体拮抗剂需要大约 30 分钟才能起效，但是它们药效的持续时间要更长，最长可达 10 小时，抗酸药和抗酸补剂仅仅在服用过 1 小时后便会失效。因此，患者也可以提前服用组胺 H_2 受体拮抗剂，如在晚上睡觉前或者早上吃饭前服用，以预防症状出现。抗酸药和抗酸补剂也可以与组胺 H_2 受体拮抗剂同时服用，从而能够做到在快速见效的同时效果持久。同时服用后，抗酸药和抗酸剂会立即开始发挥药效，而组胺 H_2 受体拮抗剂则恰好能在抗酸剂的药效即将减弱时开始起效。由于组胺 H_2 受体拮抗剂的长期副作用远远小于另一类被称为质子泵抑制剂的抑酸药物，因此，即使长期使用它们也是比较安全的，特别是对于那些偶尔才会消化不良的人。

质子泵抑制剂

如果你有慢性消化不良的问题并被诊断有胃食管反流，那医生可能会开一种被称为质子泵抑制剂的药。这类药物的通用名通常以拉唑结尾。质子泵抑制剂的工作机制是大幅度减少胃酸，其效果比组胺H_2受体拮抗剂要大得多。它们在减少胃酸型腹胀发作的频率和减轻严重程度方面非常有效，但你可能还是会经历突发性的腹胀。例如，享用油腻牛排大餐的过程中既抽烟又喝酒，那么使用质子泵抑制剂也于事无补。

如果你没有被诊断为胃食管反流，那么使用质子泵抑制剂来治疗偶尔发作的胃酸型腹胀就有点大材小用了。因为这些药物可能比其他类型的抑酸药物有更多的副作用，它们不是解决胃酸过多问题最理想的治疗选择。此外，一旦你开始定期使用质子泵抑制剂，则可能很难停用；如果你突然停止服用，症状则会在一段时间内变得更糟。除此之外，长期使用质子泵抑制剂还可能会增加患骨质疏松症的风险，所以如果你服用质子泵抑制剂超过几个月，那么一定要记得补充钙和维生素。这类药物还可能使你容易患上一种叫作小肠细菌过度生长的疾病。对胃食管反流患者来说，这些风险通常是可以接受的，因为这类药物对胃食管反流患者大有益处——使得由于慢性酸损害而出现食管癌的风险降低，这个益处可抵消掉药物的危害。但对没有胃食管反流的人来说，质子泵抑制剂的风险是无法接受的，因此他们可以通过按时服用抗酸药和调整饮食来很好地控制腹胀症状。

典型性消化不良的食疗

饮食习惯的改变对那些因典型性消化不良而出现胃酸型腹胀的人有奇效。如果你也是这类腹胀，那么饮食上稍加改变通常可以让你无须依赖药物。饮食调整目标是合理规划膳食和零食的食用量，以防止胃变得太空或太满。

吃得太饱会给身体带来麻烦。过度饱腹的话，胃需要很长时间才能排空食物，而且在胃排空期间，你很容易出现胃食管反流的问题。如果那顿大餐又恰巧脂肪含量很高，更是会导致分隔胃和食管的括约肌变得松弛，使得胃酸反流回食物管道，让你在经历腹胀痛苦的同时遭受胃灼热和疼痛的折磨。

此外，根据我的临床经验，胃里太空也会有问题。"空腹会导致胃酸浓度增加。"这是多年以来我对我的患者重复了几千次的话。两餐之间间隔时间太长是绝对会引起胃酸型腹胀的。而在饿了很久后终于吃了东西时，无论吃的是什么，消化系统都会过度反应，这可能会表现为腹胀、打嗝、饱腹感、剧烈疼痛或胃部不适。如果你在空腹很久之后选择的食物恰好是一大份沙拉，那腹胀和不适可能更严重，因为这种食物分解所需要的时间和胃酸都更少。

每隔 3 小时吃少量正餐或一些零食

防止胃部过空或者过饱的最好方法是每隔 3~4 小时就吃少量正餐或一些零食。最好不要超过 4 小时不进食。除了让你的肚子更平静，少食多餐还有助于控制饥饿感，这样你就不太可能在下一餐吃得过多。尽你所能，尝试着在一天的正餐和零食时段均匀地分配你的食物量，这样你在晚餐时的进食量就不会比你在早餐或午餐时的多。

要做到这一点，你需要考虑可以选择哪些食物做你的加餐。在午餐和晚餐之间，单单一根香蕉可能不足以帮助你控制饥饿感，因此也可能无法帮助你控制进食量。你还要确保你没有像我的许多患者那样，在早餐或午餐上吝啬。这是因为，如果你午餐前因没有吃早餐而感到饥饿或晚餐前因午餐吃太少而饥饿，那么吃完饭后出现胃酸型腹胀的可能性会很高。最后，如果你已经超过 4 小时没有进食，可以考虑在吃下一餐之前咀嚼一些碳酸钙抗酸补剂，中和一下胃酸，最大限度地减少进食后腹胀的可能性。

注意少吃油腻的大餐

大分量、高脂和有嚼劲可能是大餐的代表性特征，但若你有胃酸型腹胀问题，这些特征对你来说就不是好事。大分量意味着吃过量，这必然会引起胃酸型腹胀。如果你经常吃得过多，那么一定要注意养成规律进食的习惯，要让自己在餐前觉得饥饿。如果你在餐馆吃饭很容易吃多，那就试着在开餐之前先向店家要一个打包盒，在开始吃之前打包一半的食物。最后，跟我重复下面这句话："只吃八分饱。"这是日本人的饮食技巧。这个技巧可以让你的大脑和胃同步，使你不会在大脑感觉到饱之前吃得过多。当然，掌握在八分饱时停止进食的技巧是需要经过训练的，但你可以在坐下来吃饭时提醒自己，这会减慢进食速度，从而减少过度进食的可能性。

另外，众所周知，高脂肪食物也会导致胃食管反流，还会引发胃酸型腹胀。油腻的外卖食品、加芝士的比萨、薯条配芝士汉堡、淋了奶油酱的意大利面、油炸食品和烤肋排是美国饮食中一些常见的高脂肪食物，它们很可能引起胃酸型腹胀。我并不是说所有的高脂肪食物都不能吃，但如果你容易患胃酸型腹胀，我建议你将它们作为低脂肪食物的"辅餐"。夹有一片奶酪的火鸡三明治和油炸马苏里拉条是完全不同的。加培根的蔬菜三明治和加培根的芝士汉堡也是完全不同的。一两勺冰激凌和巧克力蛋糕上搭配冰激凌也是不同的。换言之，你可以用高脂肪食物作为低脂肪食物的配餐，而不是将它们作为主要食物。

最后，避免吃一些质地很硬的食物。还记得我在第 3 章曾经把你的胃比作一个搅拌器吗？胃搅拌器必须搅拌更长的时间才能液化那些如沙拉、芹菜茎、爆米花和坚果的粗质食物，而相比之下，液态软质食物（如煮熟的蔬菜、软玉米饼和花生酱），所需要的时间要短很多。长时间的搅拌还会增加胃食管反流的可能性，并且导致上腹部腹胀。如果你痴迷于咀嚼有嚼劲的食物，并且想在饮食中保留一些坚硬的食物，我会给你如下建议。

- 不要吃超大份的沙拉或大量的生蔬菜。将沙拉作为配菜或者开胃菜。
- 像法国人那样，在餐后吃沙拉，而不是餐前就吃，因为餐前胃部酸性最强。
- 用口感软嫩的"绿叶蔬菜"做沙拉，如菠菜或黄油生菜，不要选择口感较硬的绿叶蔬菜，如羽衣甘蓝、卷心菜、莴苣等。
- 注意你对其他粗糙食物的承受力，如坚果和爆米花。尽管你少量食用可能没有问题，但是食用太多往往也会使你感到不适，尤其是当你形成了每隔 3 小时进食一次的习惯。如果即使是少量食用此类食物也会让你不适，那么就去尝试第 12 章中介绍的不粗糙的食物。
- 充分咀嚼坚硬的食物。你可以假装自己是在预先为小宝宝加工这些食物，确保在吞咽之前，将每一口都咀嚼成顺滑的糊状。

如果本章中描述的饮食方法和时间安排不能有效缓解你的胃酸型腹胀，那么我建议你尝试第 12 章中的温和饮食法，它可能会对你有帮助。

不要空腹饮酒

酒精会直接刺激胃，还会让胃和食管之间的括约肌变松弛。在空腹、胃酸浓度高的情况下喝酒，更容易引发胃食管反流，你将会经历劫难，胃胀气可能会在几口酒下肚后开始。如果你想喝酒，注意应该先吃点儿食物。吃东西可以降低胃里的酸度，也可以帮助覆盖胃黏膜。你还需要在喝酒的时候把控节奏，避免过量饮酒。最后，你最好在床头柜上放一些抗酸剂和组胺 H_2 受体抗结剂，以便你在结束一夜狂欢，终于回到家躺在床上时能够在昏睡过去之前顺手拿来吃下。第二天早上，你一定会感激我的。

除了本章所描述的胃酸型腹胀之外，还有另一种由进食引起的腹胀。但与胃酸型腹胀不同的是，抑制胃酸对其并没有什么效果。如果你感觉自己是这种腹胀，请继续阅读第 5 章，看看功能性消化不良是否更符合你的情况。

伴有痛感但看上去并不明显的腹胀：

由功能性消化不良导致

　　有些由胃部问题导致的腹胀的真实情况可能比看上去要严重得多。在第 3 章，我们讨论了几种会导致腹部明显鼓胀，看上去像是怀孕的腹胀类型。除了这些之外，还有另一种腹胀。这种腹胀虽然从外表看不出明显变化，但是有这种腹胀问题的患者往往会感受到更多的腹内压力和饱腹感。这种腹胀与第 4 章中所描述的会引起上腹部症状的胃酸型腹胀不同，也与胃食管反流或者胃灼热这类由胃酸引起的腹胀没有关联。医学界将引起这类症状的病症统称为功能性消化不良。

—— 功能性消化不良 ——

　　功能性消化不良的"功能性"指的是虽然没有结构性疾病影响胃的神经和肌肉，但胃的神经和肌肉的功能还是出现了异常。打个比方，你可能会感到胃部上方不适，但医生找不到任何溃疡、炎症或胃食管反流等问题。你可能会感到肚子紧绷、腹内有压力，或者听到腹内有咕噜咕噜的声音，但当医生进行检查时，并没有从你体内发现多余的气体。还有，你可能吃一点儿就觉得饱了，但你的胃排空时间是正常的。一切似乎井然有序，运转正常，那么究竟是什么引起了这种不适呢？

　　功能性消化不良的上腹部症状可能由多种原因导致。其中一个原因就是你的胃部在饭后没有进行适度的扩张。当我们的胃空着的时候，它的大小和握紧的拳头差不多。但当我们开始吃东西时，它应该能够明显地扩张，以容纳大量食物。然而，当食物通过食管运送到胃部时，有功能性消化不良问题的人的胃部肌肉可能无法充分松弛，因此导致人哪怕适量进食但还是会感觉饱得不舒服。

　　功能性消化不良会导致腹胀的另一个原因可能是食物不能在整个胃中稳定、均匀地流动。若是让有功能性消化不良问题的人做胃排空闪烁扫描检查，你会发现他们的胃排空时间是正常的（详见第 3 章），但是胃里的食物可能会在胃的上半部分停留很久，然后才转移到胃的下半部分；又或者由于胃不能充分扩张，食物无法停留在胃的上部，而被迅速倾倒至胃的下半部分。在后一种情况下，你可能经历胃下部的胀痛。

　　最后，还需要说明的是，有功能性消化不良问题的人往往对一些刺激胃的东西（包括食物、气体、香料等）高度敏感。例如，当健康人和有功能性消化不良问题的人同时吸入一定数量的刺激气体时，健康人可能完全感受不到气体经过了胃的上部，而有功能性消化不良问题的人的消化道则可能已经有了强烈的疼痛感。

功能性消化不良导致的腹胀是什么感觉？

功能性消化不良引起的腹胀通常集中在胸骨正下方、腹部上部的区域。我的患者将这种腹胀描述为不舒服的饱腹感、紧绷感和压力感，而且通常在进食后没有变化或会进一步恶化。这里的饱腹感并不总是与进食量相匹配；有时即使是少量的食物也会产生饱腹感。当然，食用大量的食物，尤其是高脂肪食物肯定会使症状加重。具体的严重程度则因人而异。有些人可能只感到慢性、轻微不适；有些人则抱怨有剧烈的疼痛感；还有些人会出现恶心，但通常不会呕吐。

功能性消化不良引起的腹胀区别于大多数其他类型的腹胀的一个很大的特点是有这种腹胀问题的患者往往要比他们表面看上去的难受得多。可能患者本人感觉自己饱胀到要"爆炸"，但若是请朋友量一下腰围，朋友们还是会很确信你的肚子跟平常没有什么两样。

功能性消化不良引起的腹胀的另一个特点是它通常不会伴有胃灼热，而且它可能只对奥美拉唑、雷尼替丁和法莫替丁等抑酸药物略有反应，甚至有时根本没有反应。虽然有的患者在服用某些碳酸钙抗酸剂咀嚼片后，症状可能会有轻微但不彻底的缓解，但这通常是因为这些药物会促进打嗝，从而减轻了一部分令腹部疼痛的压力。

最后，功能性消化不良引起的腹胀也不会伴随着如厕习惯的改变而改变，也不会在你排便时或者排便后有所改善。既有便秘问题，又有功能性消化不良问题的人，即使是排便成功，上腹部也不会感觉好很多。功能性消化不良引起的腹胀也不受激素的影响；虽然女性患者在月经周期的各个时间段都会经历这种类型的腹胀，但症状没有明显的变化。

功能性消化不良的诊断

与影响消化系统的功能性疾病一样，功能性消化不良也是根据医学界一致认定的一系列症状来判断的，也就是我们所说的临床诊断法。这意味着目前对于功能性消化不良的检测方法还没有统一的标准，有时对这类疾病的确诊往往是建立在排除了其他可能性的基础上的。

例如，检测结果显示你有胃食管反流、溃疡或幽门螺杆菌感染的情况，医生就不会诊断为功能性消化不良，因为有其他潜在的疾病更能解释你的腹胀。如果检测结果显示你胃排空延迟或者胃轻瘫（详见第 3 章），医生也不会诊断为功能性消化不良，因为早饱问题可能是由于胃排空过于缓慢引起的。

但是，假如排除了你的核心症状的所有潜在病因，那么他们就可能会根据病历上所记录的与如厕无关的慢性、持续的上腹部不适感这一症状来推断你有功能性消化不良问题。不过，在最终得出这一诊断结论之前，可能你还需要接受一些检查。

内镜检查

当你抱怨上腹部疼痛和腹胀时，医生可能会想要确定这一症状是否与胃酸有关。所以，内镜检查通常是首选检查项目。如第 3 章所述，内镜检查是在你处于轻度麻醉状态下进行的。胃肠科医生会将一根装有摄像头的管子从你的嘴里沿着食管插入胃中，这样他就能从内部观察这些器官。整个检查过

程会持续大约 15 分钟。通过检查你的食管和胃的内壁外观，以及对该过程
中提取一些组织样本的实验室分析，医生可以判断你是否有炎症或溃疡。活
体组织检查还可以帮助医生分析你有没有感染会引发炎症和溃疡的幽门螺杆
菌。如果有功能性消化不良问题，那食管和胃在这个检查中则会看起来完全
正常。

幽门螺杆菌的呼吸检测法

有时，医生不会直接安排内镜检查，而是会先让你做一个快速且无创的
呼吸检测，以检测幽门螺杆菌感染的存在。如第 4 章所述，如果检测结果呈
阳性，他们可能会开一些抗生素，观察一段时间，看看症状是否得到缓解，
然后再考虑进行相对更具侵入性（当然费用也更贵）的内镜检查。

做幽门螺杆菌呼吸检测前，你需要事先空腹，然后在胃肠科医生的指导
下，在测试前服下尿素药丸或者冲剂。大约 15 分钟后，你需要对着一根管
子呼气，这样实验室分析员会化验并分析气体样本。如果你感染了幽门螺杆
菌，那么检测结果会呈阳性。血液检测幽门螺杆菌的方法现在基本已经被淘
汰，因为这种检测方法无法判断出你是处于感染中，还是过去曾感染过。

食管 pH 监测

医生可能还需要判断胃食管反流是否是引起你的症状的原因，而这会通
过两种测试方法来验证。这两种方法都需要监测你在一段时间内食管内的
pH。

食管 24 小时 pH 监测会在 24 小时内持续监测你的食管环境的酸碱度，
这种检查方法也是医生大多数情况下的首选。胃肠科医生会将一根细管插入
你的食管中，细管上会绑有一个小型的传感器，它可以监测食管的 pH 变化。
细管的另一端在体外，连接在一个便携式的电子记录仪上，你需要在未来 24

小时佩戴这一设备。第二天去复诊时，医生会移除细管，并将记录仪取走以查看其记录的数据。通过分析这些数据，医生就能够判断你是否有胃食管反流。如果你的问题是功能性消化不良，那么这项测试的结果会显示一切正常，没有胃食管反流的迹象。

Bravo酸碱度检测是检测胃食管反流的另一种方法，它能够检测食管48小时内的pH，检测时长比食管24小时pH监测增加了一倍，而增加监测时长会提高发现症状的概率。这一检测是借助内镜进行的，医生会在你处于麻醉状态时在你的食管内壁放置一个小型胶囊。这个胶囊能将数据传输到一个便携式记录仪上，而你需要做的就是在监测的这两天时间中随身携带这一设备。你还需要记录监测时段内所吃的食物，并记录身体的各种症状，如胃灼热。这一检查可以帮助判断上腹部疼痛或不适是与胃食管反流有关，还是与功能性消化不良有关，因为医生可以检查记录仪中的数据，看看当你在记录中提到上腹部疼痛时，你是否真的经历了胃食管反流。

胃排空闪烁扫描检查

如果你在跟医生描述症状时，说到自己即使只吃一点儿，也会感觉恶心或者很快就饱了，那他可能会怀疑你存在胃排空延迟，并且让你去做一个胃排空闪烁扫描检查来确认一下。这一检查能够计算胃将固体食物或者液体食物排空所需要的时间；详细介绍请参见第3章的胃轻瘫部分。

一般来说，有功能性消化不良问题的人胃排空时间都是比较正常的，但有时胃排空检查所显示的食物在胃中的消化过程会给医生提供一些能够指向功能性消化不良的线索。例如，医生可能会发现虽然食物被排空了4小时，但它们从胃的上半部到胃的下半部需要的时间长得有点儿不符合常理。

功能性消化不良的医学治疗

许多处方药和非处方药都可以治疗功能性消化不良引起的腹胀,你可以选择单独服用或者组合服用。医生会根据引起症状的病症和个人病史开具最合适的药方,并且会附上对应的仿制药。

非处方药物

最便宜、最安全、最容易获得的缓解上腹部胀气、饱腹和紧绷感的药物是表面活性剂药物,如西甲硅油片剂。表面活性剂药物的工作机制是将导致胃胀的大气泡分解成更小的气泡,这样就可以更快地排出。有一些药物具有多个效用,如有的药将西甲硅油与抗酸成分结合起来。要注意避免各类薄荷味药物,因为它们可能会引起胃食管反流。

表面活性剂药物不会被血液吸收;它们只在消化道的特定区域起作用。因此这类药物非常安全,副作用也很小。我在给有功能性消化不良的人诊疗时,一般会建议他们在吃饭前就服用这些药物,以起到一定的预防作用,而不是等到吃完饭,开始感觉腹胀时再吃药。这些药物不限次数,所以可以在每次吃饭前服用。

血清素阻断药物

一些药物会与血清素受体结合,并模仿其对消化系统神经的镇静和调节作用。研究证明,这类药物有助于改善因功能性消化不良导致的症状。具体来说,它们可以改善饭后胃的弹性,减轻腹痛。研发这些药物的初衷可能针对的是其他医学症状,但是除说明书上列出的功效外,它们可能还有其他的功效,例如控制功能性消化不良的症状。

其中一种名叫枢复宁(昂丹司琼)的药物就是一个例子。这种药物通常用作抗恶心和抗呕吐的药物，但它其实对于控制因功能性消化不良导致的慢性恶心也特别有效。虽然它可能会有导致轻微便秘的副作用，但这一副作用有方法缓解。另一个例子是一种叫作布斯帕（丁螺环酮）的抗焦虑药物，它对胃部肌肉有温和的镇静作用，有助于胃上部肌肉的松弛，从而减轻饭后的胃胀程度。通常，有腹胀问题的患者可以在饭前 15 分钟服用这种药物，以获得最大的疗效。目前也有研究迹象表明，一种流行的偏头痛药物舒马曲坦也有望缓解功能性消化不良导致的症状。然而，相比其他替代药物，它的副作用可能更大，一般不会作为主流用药。

抗抑郁药物

有时，当医生建议用抗抑郁药物来解决消化系统功能性问题时，患者会有所误解，以为是医生认为他们的精神出了问题，所谓的症状都是凭空杜撰出来的。然而，事实并非如此！三环类抗抑郁药通过调节与疼痛反应有关的两种激素（血清素和去甲肾上腺素）的水平，能够对消化道产生直接影响。阿米替林便是较为常见的处方药之一。但是，这类药物有一些副作用（包括但不限于便秘），这些副作用对一些人来说可能难以忍受。

促胃动力药

促胃动力药旨在刺激胃的运动，使胃更频繁地收缩，从而更快地排空，以减少腹胀、饱腹、食欲不振和恶心的感觉。吗丁啉（多潘立酮）就是其中之一，它也是目前为止缓解上述症状最有效的药物。然而，美国食品药品监督管理局并未批准这一药物在美国销售。因此，大多数美国患者使用的该药物是从加拿大或其他国家进口的。

功能性消化不良的食疗

改善饮食本身并不是解决腹胀问题和功能性消化不良问题的良方，但饮食上的调整的确可以减轻腹胀和疼痛的严重程度。

减少进食分量，吃质地柔软、低脂肪的食物

有功能性消化不良问题的人在选择食物以及饮食安排上应当遵循这样一个目标，那就是尽量限制餐后胃的扩张程度。小分量的食物显然比大分量的食物造成胃的扩张要小；因此，每 3~4 小时吃一顿简餐会比每日 3 顿正餐要好。晚饭后吃零食也是一种常见的不良习惯，腹胀会因此而恶化。我发现晚上暴饮暴食通常是白天吃太少造成的；我的患者经常会陷入这种模式，因为他们害怕在工作时出现症状。但长此以往，就成了恶性循环。这就是为什么在白天找到一种可以忍受的进食模式是非常重要的，它能使你在晚上做个好梦。

如果你很难从这些简餐中摄入足够的能量来保持你正常的饱腹感，那可以在两餐之间喝一些富含营养的饮品，如高蛋白椰子水或咖啡、加入水果味蛋白粉的水，或是液体代餐等。

食物的质地也会影响胃的扩张程度，尤其是如果胃壁相对僵硬，并且对刺激很敏感的话。富含膳食纤维的大体积食物会让有功能性消化不良问题的人感到腹胀和疼痛。这些食物包括沙拉（其中大多是生蔬菜）、芹菜、爆米花、坚果和坚果棒、什锦干果、燕麦片和大块果干。有功能性消化不良问题的人更宜食用一些柔软细腻的食物或者糊状食物。这类人最能接受的食物可能是香蕉、花生酱、苹果酱、木瓜、酸奶、水果奶昔、速溶燕麦片、蔬菜汤、煎蛋卷、牛油果、寿司等。当然，在饮食中也可以有一些只需稍微咀嚼就会嚼烂的脆性食物，如一些像米饼、饼干以及各种早餐谷物片。

第 12 章详细介绍了我为有功能性消化不良的人推荐的温和饮食。读完本章后，你可以直接跳到第 12 章去阅读，以获取更多实用的建议，了解哪些食物是对你友好的，哪些食物可能会给你带来麻烦。

慢慢啜饮，用餐时不要喝水

将液体与固体食物混合食用会导致胃上部过度饱胀。一些有功能性消化不良的人在用餐时喝水会感到非常恶心。鉴于这些情况，我建议你在吃饭前 15 分钟停止喝水，并且至少在饭后 1 小时之后再喝。

喝水时注意不要大口猛喝。最好是使用吸管，慢慢啜饮。将大量的液体连同吞咽的空气一起灌入消化不良的胃里，必定会加剧腹胀。很抱歉地告诉你：你豪饮啤酒的日子结束了。此外，你还需要格外注意如何在运动后补充水分；人们在剧烈运动后往往会一口气喝下大量的水，并且会由于呼吸急促而吞下附带的空气。

有功能性消化不良的人还需要注意自己在喝完咖啡后有何感受，因为咖啡可能会加剧某些人的症状。

药物与日常饮食的调整相结合，可以最大限度地减少对胃的刺激，这似乎是一种微妙的平衡。不管是否需要服用处方药，你都需要在不断地试错之后找到一个最好地控制你症状的日常饮食节奏。表 5-1 是推荐饮食安排。

表 5-1　推荐有功能性消化不良问题的人参考的工作日饮食安排

一日饮食	时间
清晨，慢慢地喝咖啡（如果你的胃受得了的话）/ 茶或白水	6:30—7:30
先服用西甲硅油片，然后再吃早餐	7:45—8:30
根据个人情况适量补充水分	10:00—11:15
先服用西甲硅油片，然后再吃小分量午餐	11:30—12:30
根据个人情况补充水分	13:30—14:30

续表

一日饮食	时间
茶歇零食	14：45—15：30
根据个人情况适量补充水分	16：30—17：30
先服用西甲硅油片，然后再吃小分量晚餐	18：00—20：00
喝温热的茴香茶或姜茶（如果条件允许的话）	21：00后

避免胃部刺激

功能性消化不良导致的不适和疼痛缘于过于敏感的神经，因此，任何能够刺激神经末梢的东西都会加重你的症状。最常见的刺激物包括各种类型的酒和辛辣食物，但只要你愿意，这些东西都是很容易能够避免的。另外，经常使用非甾体抗炎药（如阿司匹林、布洛芬和萘普生之类的缓解疼痛的药物）也会导致这类问题的产生，因为它们会使胃黏膜的防御能力下降，无法正常发挥保护作用。

安东尼与功能性消化不良的故事：
在暴食和节食反复之后，终于找到了平衡

安东尼，50多岁，是彬彬有礼、温文儒雅的绅士，是他的主治医生把他介绍给我的，因为他几乎每天晚饭后都有严重的腹胀症状。这个问题已经持续了大约10个月，而且在此之前，他还有很长时间的胃食管反流史。不过，他坚持认为现在的腹胀问题不同于胃食管反流。胃食管反流发作时他会打嗝并感觉胃部灼热，右上腹会剧烈疼痛。而腹胀是另一种问题：没有胃灼热，

没有打嗝，而是一种饱胀感，非常不舒服，以至于他每次都会在晚饭后绕着家附近的街区走很长时间，就只是为了缓解这种不适感。安东尼在进食后几分钟就会出现腹胀，一般会持续数小时。

主治医生给安东尼做了内镜检查，结果显示一切正常——没有胃食管反流的迹象。于是，主治医生又建议他在晚饭前服用西甲硅油类药物，但仍无济于事。抗酸剂也没有任何效果。再后来，安东尼偶然提到，他前段时间去意大利出差，在那里的饮食和在家时有很大不同，出差回来后感觉症状好了很多。于是，主治医生便让他来找我，看看我是否能帮助他。

安东尼在跟我见面时说起他十分恋念自己的青葱岁月。在他三四十岁的时候，他每天早上都会去健身房，早餐、午餐都不吃，然后下午 5 点半左右饿着肚子回家吃饭。往往一回到家他就会见什么吃什么，用零食来垫肚子，然后晚上再跟家人们坐下来一起吃一顿自制的意大利餐。当时的他在吃完后感觉到的只有饱腹感和满足感，并不会感觉不舒服。但是，在安东尼 50 多岁的时候，情况发生了变化。这种饮食模式开始让他增重——在过去的 10 年里，他的体重增加了约 27 斤；偶尔，他还会因为晚餐而胃灼热和胃食管反流。吃了红肉后，问题尤其严重。为了应对这种变化，他开始在午餐时间只是简单吃一点儿，如 1 个简易三明治，同时晚餐早点儿吃且在晚餐时吃得更少。这种经他"改良"的饮食模式似乎也的确有助于缓解胃食管反流。

几年后，尽管他的饮食没有任何改变，但他开始出现餐后腹胀的问题。我深入了解了安东尼的每日饮食安排：他会以几杯咖啡开始新的一天（之后并无不适感），然后在中午吃 1 个金枪鱼或烤牛肉三明治，以及一些饼干（这之后，他仍然感觉良好）；大约晚上 7 点通常在餐馆里吃晚餐。这时候，一般情况下，安东尼已经饿坏了，所以他会一边享用鸡尾酒，一边吃一碗坚果，随后他会点份完整的主菜，再配上 2~3 杯葡萄酒。这种饮食模式与他在意大利时的饮食方式截然不同。在意大利，他的一天是由 1 杯拿铁咖啡搭配着一些涂着黄油和果酱的面包卷开始的，早餐后大约 4 小时，他会坐下来吃 1 份意大利面和 1 份包含鱼和蔬菜的主菜。安东尼说这些食物的分量更像欧洲的分量，不会像美国餐馆那么多。下午 4 点左右是茶歇时间，安东尼会利用这个时间再喝 1 杯拿铁咖啡，吃几块意式脆饼。到了晚上 8 点左右的晚餐时间，他只会感觉到轻微的饥饿感，所以只会吃一顿分量和午餐差不多的饭，再搭配 1 杯葡萄酒。

我的思路瞬间清晰起来，安东尼感觉胃部最舒服的时候是每 3~4 小时适量进食，而不是让自己饿到晚上一下吃大量的食物。晚餐时减少饮酒量对他似乎也有帮助。不管出于什么原因，安东尼的胃似乎对食物和酒精特别敏感，并且已经无法轻易地一下容纳大量的食物了。因此，晚上吃得过多，再加上 4~5 杯酒，会导致安东尼的上腹部过度饱胀。这听起来像是功能性消化不良的症状。

根据这一诊断，我建议安东尼要养成按时且规律地吃早餐、午餐和午后点心的习惯，这样他每天的食物摄入量就会均匀地分散在一天的各个时间段中，而不是集中在晚上。他需要在晚饭前有一点儿饥饿感，但是又不能太过饥饿，这样他才能很好地控制自己的进食量。我还建议他坚持吃质地较软的食物，比如温和饮食法（见第 12 章）建议的食物，这样他的胃就能更快地将食物排空，从而减少持续饱腹感的可能。最后，我建议他最好把每晚的饮酒量限制在 2 杯之内。

那次见面后，我再也没有见过安东尼，所以我猜想他并没有采纳我的建议——或者他尝试了，但发现这些建议纯属纸上谈兵。改变几十年来根深蒂固的饮食习惯相当困难，减少饮酒量也是如此，尤其是在社交需要的情况下。但 3 周后，我从安东尼的主治医生那里得知，安东尼确实采纳了我所有的建议，他说自己的感觉跟过去有着天壤之别。他反复出现的夜间腹胀和上腹部不适都消失了，而且体重还减掉了四五斤。

这个故事告诉我们，极端的饮食模式最终还是不会放过我们任何人。随着年龄的增长，我们的消化功能经常会发生变化，所以有时我们需要改变饮食方式来适应它。

如果你的腹胀确实集中在上腹部附近，但与本章所描述的情况相比，会伴随着较多的嗝，而且与进食的关系也更小，那么请进入下一章，看看吞气症是否可能是问题所在。

第6章

伴有频繁打嗝的腹胀:
由吞气症导致

吞气症的英文名是aerophagia，在拉丁语中是"吞咽气体"的意思，这一解释也基本概括了吞气症的症状。出于种种原因，吞气症患者很容易吞下大量的空气，这些空气会填满胃部空间，导致胃部出现肿胀的不适感。这些无法排出的空气会继续在消化道中流窜，使得肠道也出现不适的压力和胀气，这种不适会一直持续到这些气体被排出。这是因为我们呼吸的空气中有氮气，被吞入体内后它们无法扩散到血液中，自然也就不能通过肺部排出。如果想将这些氮气排出体外，只有通过打嗝或放屁。

—— 吞气症 ——

吞气症所导致的腹胀是什么感觉？

吞气症会伴随一定程度的腹部鼓胀，并且还会伴随着明显无法控制的打嗝。注意，这种嗝并非轻风细雨的嗝，而是一种响亮有力的嗝，往往会突然出现，且无法控制，发作时每分钟可以打嗝十几次甚至更多。在某些情况下，打嗝会持续一整天，严重影响工作和社交。这种腹胀本身可能还会伴随着强烈的胀痛，这种疼痛可能出现在腹部的任何地方，至于是上腹还是下腹，主要取决于你吞咽的空气位于消化系统的哪个部位。

有吞气症问题的人会在睡觉、说话、进食、唱歌、抽烟时吞咽空气，甚至走路中呼吸时也会吞咽空气。正因为如此，吞气症引起的腹胀和打嗝可能发生在一天中的任何时间，可能与吃饭有关，也可能与吃饭无关。如果患者心理有压力，情况可能还会更糟。如果腹胀是你吃饭时吞入了空气引起的，那么你可能会在吃完东西后的几分钟内打嗝，并且还会感到有点儿呼吸短促。吞气症在进食后发作时通常会被误认为是胃食管反流，但由于它并非真是胃食管反流，故而通过减少进食量或服用减少胃酸的药物并不能改善症状。

通常情况下，由吞气症所引起的腹胀在早上最不明显，在一天内这种腹胀会逐渐加剧。当然也有例外，如有些人的腹胀是由于夜间睡觉时吞进去了过多空气所引起的，一些睡觉打鼾或使用呼吸机治疗睡眠呼吸暂停的人可能就会这样。

有些有吞气症问题的人还有放屁过多的症状，而且由于肠道因气体过多而膨胀，所以有时还会有便秘的情况。吞气症并不是由某些特定食物引起的，除非你在吃某些类型的食物时，如喝热汤的时候，容易吞进去更多的空气。

吞气症的诊断

医生可能会简单地询问你的症状和发作时间，检查你的病史中的危险因素，然后就可以根据这些信息判断你是否有吞气症。有时，医生可能只是因为目睹了你的打嗝发作而初步诊断为吞气症。医生可能会安排你进行腹部 X 线检查，这通常会查明肠胃中是否存在气体。在某些情况下，医生可能还会让你进行一系列的检查，以排除胃食管反流或其他疾病的可能，然后才诊断为吞气症。在医疗实践中，我们可能会让疑似有吞气症的人做语言病理学相关检查，语言病理学家会观察他们的吞咽功能，并评估是否存在可能导致吞咽的空气量增加的异常情况。

吞气症的医学治疗

想要有效地治疗吞气症，医生首先需要搞清楚问题是出在行为上还是生理上。强迫症可能会让人超出正常频率地频繁吞咽唾液、让人在焦虑时呼吸急促，或者导致其他类型的神经性抽搐，如抽鼻子，而这同样也会导致吞进过多的空气。（事实上，这在腹胀儿童中很常见。）如果你是长跑运动员，或者是专攻一些耐力运动的运动员，那么你可能会在健身房剧烈运动后大口喝水的时候吞下空气。如果你有季节性鼻炎或者有鼻窦导致的鼻后滴漏，你可能会下意识地经常性抽鼻子，与此同时会吞下许多空气。

在生理方面，不正确的吞咽方式也会导致吞咽的空气过多。如果你使用呼吸机治疗睡眠呼吸暂停，若压力设置不合适，空气便会被压入你的食管，而不是你的气管；除此之外，错用口罩也可能会导致吞入空气。

根据病因对症施药才能有效地治疗吞气症。

行为疗法

若吞气症的病因是行为上的，如由焦虑引发的呼吸急促，医生可能会对你使用认知行为疗法。另外，你也可以学习腹式呼吸——如何缓慢地深呼吸，这种呼吸方法也会有所助益。你可以在冥想课上学习腹式呼吸，也可以咨询物理治疗师、语言病理学家、职业治疗师或认知行为治疗师。网上有很多免费的教学视频和循序渐进的教程供你学习。

抗焦虑药物

在某些情况下，医生可能会建议你服用抗焦虑药物，以帮助控制一些可能导致吞气症的下意识的神经痉挛。科学研究表明，许多药物对吞气症有疗效，因此有多种方案可供医生选择。医生可能会根据个人病史和个人身体具体情况综合考量。

抗痉挛药物

有些研究表明，对于一些有行为性问题的人来说，巴氯芬可能有助于减轻腹胀和打嗝。

表面活性剂药物

如前几章所述，所谓的表面活性剂药物，如西甲硅油类药物，可以将消化道中的大气泡分解成更小的气泡，这些小气泡可以更快地通过消化道，从而减少疼痛和腹胀。

我也会建议我的患者在做一些能够引发腹胀的事情（如进食或锻炼）之前，提前服用西甲硅油类药物。每天服用多次这种非处方药对人体来说并无太大伤害。

吞气症的食疗

以下是我对吞气症患者的饮食方面的建议。

- 不要嚼口香糖。

- 戒烟。

- 尽量用吸管喝水。

- 细嚼慢咽。

- 吃饭时不要说话。

- 当咀嚼完准备吞咽时，把下巴往胸前收（假装在看自己的肚脐），这样可以防止空气随着食物一起被吞进去。

需要注意的是，这些建议只适用于那些因吃喝或吸烟时吞咽空气而导致腹胀的人。

艾莉与吞气症的故事：
打嗝永无休止

艾莉，女性，28 岁，通过胃肠科医生的介绍找到我，想要我帮她解决打嗝问题。自从开始为某档日常电视节目做制片助理以来，艾莉的压力一直都很大，也正是从那时开始，她一直被无休止的打嗝所困扰。每次打嗝发作都会伴随着胸骨正下方的上腹部胀气和压痛。有时，她也会听到下腹部有咕噜咕噜的声音，尽管她的排便实际上是正常的。

一般来说，早上醒来时艾莉感觉很好，早餐时也没有任何不适感。她工作非常忙，忙到几乎连上厕所的时间都没有，午餐也是在办公桌前花几分钟解决。吃完午餐，艾莉一般很快就会开始腹胀和打嗝，并且这种症状会持续长达 8 小时。另外，她还发现嚼口香糖也会导致她打嗝。不用说你也能想象，这些症状令艾莉非常尴尬。

随着时间的推移，艾莉慢慢寻到了规律：如果她能喝 1 杯热饮，躺几分钟，并且集中精神做几次深呼吸，腹胀就能很快消除。但是，这对一直处于快节奏工作中的她显然是不现实的，更何况这种病症已经导致她不得不每周有 2 天要提前下班。

奇怪的是，艾莉的症状从来没有在周末发作过，她很想知道究竟自己周末做了什么，为什么会有这种不同。是因为周末吃的食物不同吗？是因为睡眠时长不同吗？是因为吃饭速度不同？或者压力水平不同？

医生最初怀疑她的腹胀和打嗝是由胃食管反流造成的，有可能是她午餐吃得太多太快导致的，又或者是进食了某些成分或食物导致的（如脂肪或大蒜）。但在吃了一个月的抗酸药，去除了饮食中常见的能够诱发胃食管反流的食物（如大蒜、洋葱、番茄、咖啡和巧克力等）之后，她的症状并无任何好转迹象。

因此，医生采取了另一种方法——使用一种处方抗焦虑药（这种药物对消化道平滑肌也有抗痉挛的作用）。这种药物的确减少了腹胀和打嗝的频率，也减轻了症状的严重程度，但是仍然不能彻底解决问题。

当艾莉说完她的整个故事后，我强烈地意识到这不就是吞气症的症状吗？因为无论她吃什么，她的症状都是会在工作日的午餐后出现，而且无论她在周末吃什么，都不会引发这种症状，因此，在我看来，罪魁祸首不太可能是某种特定的食物或成分。

比起食物是诱因这一可能性，我更怀疑她的腹胀是由她的进食方式所引起的。我认为，她可能是在工作日狼吞虎咽午餐的时候，顺带吞进了很多空气，或者也有可能是因压力太大而出现了紧张性吞咽抽搐，从而吞咽了空气。整个故事中有两个重要事实：第一，艾莉在周末放松的时候没有任何症状；第二，当她停下手头工作拿出几分钟专注于深呼吸的时候，她的症状会好转。

基于这些，我们做了一个小实验：在 2 周时间里，艾莉无论吃任何东西之前都先服用西甲硅油类药物，并且在吞咽固体食物或饮料时，尽量把下巴往胸前收，避免吞入多余的空气。

经过 10 天的实验，效果非常好。艾莉的症状得到了彻底缓解，连续近 2 周都没有发作过。后来，她的腹胀和打嗝的老问题又卷土重来。但是，基于艾莉在实验中对西甲硅油类药物的良好反应，医生现在已经知道该如何治疗了：医生开了巴氯芬，一种有时会被用于治疗吞气症的药物，并把艾莉送到了认知行为治疗师那里学习腹式呼吸。新加进来这种药物后，成效十分显著。艾莉的腹胀和打嗝问题被彻底治好了。医生对艾莉的情况也持乐观态度，认为艾莉在学会如何通过认知行为疗法控制自己在紧张状态下的呼吸和吞咽后，将无须再依赖药物缓解自己的症状。

在本部分中，我们总结了各种源自胃部的腹胀。如果目前这些描述还没有与你的症状相似的，也不要着急。因为我们接下来会朝着肠道前进，讨论源于肠道的下腹部腹胀。

第三部分

源于肠道的
下腹部腹胀

第7章

便秘型腹胀：
与便秘相关的腹胀

　　既然你读到了这里，想必已经意识到自己的腹胀可能并非缘于胃部的问题。在这一部分中，让我们的目光一起跳移至整个消化过程的末端环节，看看大肠中粪便堆积过多是否可能是导致腹胀的原因。

　　大肠是消化道的最后一段，食物残渣会在这里形成粪便，等待被排出体外。为了将剩余的糊状食物残渣转化为成形的粪便，大肠会再次吸收食物残渣中的水分。食物残渣在结肠中停留的时间越长，被再吸收的水分就越多。这就会导致粪便变得过于干燥，很难排出体外。大肠的最后一段叫作直肠，它连接在肛门处的环状肌肉上，这些肌肉会在你需要排便时放松，使粪便顺利排出。但你不需要排便时，它应该保持收紧状态，确保直肠里的粪便不会意外滑出。

·—— 便秘 ——·

便秘可能有很多不同的表现形式，所以当你和医生沟通时，一定要注意把自己的实际情况描述得具体一些。你可以详细描述排便经历，比如每次排便都需要很使劲，或者感觉粪便无法完全排空。你也可以描述粪便的质地，比如长期有硬便，排出的粪便可能很长但粗糙不平，呈块状，或者排出粪便呈坚硬的小球状，看起来像兔子粪便。你还可以描述排便的频率——每周少于 3 次一般就会被诊断为是便秘。你的症状可能完全符合或者部分符合上面的描述。换句话说，便秘有很多种表现形式，即使每天都能排便，也可能有便秘问题。

便秘的表现形式各有不同，便秘的原因同样如此。不同原因导致的便秘可能表现为类似的症状，因此拥有类似的便秘症状的人对不同的饮食和药物治疗的反应有可能是不同的。例如，你的大肠功能正常，便秘可能是因为饮食中缺乏膳食纤维。你也可能是因为肠易激综合征而便秘，肠易激综合征会导致大肠运动毫无规律、不可预测。或者也许你的大肠比正常情况下蠕动得更慢，导致粪便变得过于干燥，出现所谓的慢传输型便秘。使用阿片类止痛药则可能会导致阿片类药物相关性便秘。

另外一种人们还不能完全知悉的便秘原因是与排便相关的神经和肌肉功能障碍有关，这类功能障碍被称为盆底功能障碍。盆底肌协同失调便是其中的一种，即当你试图排便时，环绕直肠的吊带状肌肉无法放松，而是会收缩。这会让粪便只能向后移动，而无法向前移动，从而导致便秘，有时甚至会导致大肠梗阻。与排便有关的肌肉太弱（如因分娩受伤而出现）时也会导致一些其他类型的盆底功能障碍。另外，肛门周围肌肉紧张收缩也会导致粪便无法顺畅、完整地通过。

　　无论盆底功能障碍是何种类型,通常它所导致的便秘都无法通过高膳食纤维饮食或泻药来很好地改善。你可能极少排便,如每周一次,甚至一周都不见得有一次。或者你可能排便很频繁,但每次排便都需要非常用力,即使粪便的质地非常柔软。你还可能是经常觉得排便不彻底,好像里面还有更多的东西,但就是不能把它排出来。患有某些类型盆底功能障碍的人可能还会出现大便失禁的情况,这意味着你很容易发生意外——在你无意识的情况下,一些粪便可能会滑出来。盆底功能障碍还会导致一些其他症状,如性交时阴道疼痛、尿频、尿急、漏尿和慢性前列腺炎(男性)。有焦虑或有情感创伤或曾被性侵的人更易出现盆底功能障碍问题,患者会在经历负面事件后不久突然开始出现严重便秘。分娩时间过长或分娩不顺会导致女性出现盆底功能障碍问题的风险升高。但是,也有许多人并没有上述任何危险因素却也遇到了盆底功能障碍的问题。

　　最后,还有一点非常重要,那就是你要意识到,即使每天都排便,大肠仍然可能充满粪便。例如,在执行高膳食纤维饮食法时,每天你体内产生的粪便量若多于通过排便所能排出的量,那么这种情况就会发生。目前很多人都意识不到这种便秘的存在,因为大家本能认为每天都能排便的话,是不可能会便秘的。下面我们就来了解一下便秘型腹胀的特点和症状,它们将帮助确认你是否有这种问题。

便秘所导致的腹胀是什么感觉?

　　无论便秘缘于何种原因,它所导致的腹胀的感觉通常都是相似的。便秘型腹胀通常会导致腹部又胀又硬,虽然在排便之后腹胀程度会有所缓解,但是很少会恢复如常。这种腹胀通常会在进食后不久出现,多伴随下腹部疼痛，尤其是在进食大量高脂肪或者高膳食纤维的食物后，症状会更加严重。这通常是因为大肠中的气体前移时被粪便堵住，导致气体无法排出体外。此外，由于大肠会试图继续向前推动粪便，但又无法将其顺利排出体外，你还可能会出现痉挛性疼痛。更甚的情况是，排便后你可能还是会感到肠道的痉挛性疼痛，这可能是因为大肠在继续用力收缩，想要排出更多的粪便，但仍然无济于事。

有便秘型腹胀问题的患者经常会发现自己每隔数小时就会放屁，尤其是在吃完午餐和晚餐后，而且屁闻起来像粪便味或臭鸡蛋味。放屁多且臭让有这类腹胀问题的患者痛苦不堪。

缓解这种腹胀的主要方法就是在连续几天不"上大号"后"开闸泄洪"。我解释一下这个过程。你可能会发现自己陷入了循环，起初几天你会很难排便，直到最后到了"泄洪"日，你在这一天会频繁排便，经历无数次腹部痉挛。随着时间的推移，你的粪便可能会变得越来越软，甚至最后呈液体状。在这一天结束的时候，你的腹胀完全缓解了，你的肚子也明显平坦了。然而，随着便秘周期的重新开始，腹胀又会发作且越来越严重，直到又变成熟悉的胀气模式。有时，这种"泄洪"行为会自行发生；你也可以通过服用泻药来缓解日益恶化的腹胀症状。

当腹胀变得异常严重时，你会食欲全无，或者伴有恶心。因为感到太饱，所以你可能不会有把食物放进嘴里的任何欲望。有时患者跟我描述说，他们感觉胃里的食物如砖一样纹丝不动，只是"堆在那里"。这种描述是有一定道理的：当你的消化道下游堵塞时，它必定会减缓位于消化过程上游的食物的运动。

便秘的诊断

只有便秘本身得到缓解，便秘引起的腹胀才会得到缓解。医生通常会通过问诊，了解你的粪便外观和排便频率，从而判断你是否存在便秘。此外，医生还会通过观察和按压腹部来判断你的肠道中是否存在粪便堆积的情况。一些经验丰富的医生单纯只是观察患者所发来的腹部外观照片就可以从中发现端倪，但是如果你看的是胃肠科医生，那他可能还会安排你进行直肠检查（这在本章后面会有简要的描述）。大多数医生会基于简单问询和一些检查结果建议你通过改变饮食或者服用泻药或处方药来改善便秘；他们可能也会安排血液检查来评判你的甲状腺功能是否正常，因为甲状腺功能减退会导致慢性便秘。如果医生建议干预措施的效果良好，那么，医生就不太可能再进行其他侵入性的医学检查。

但是，如果诸如高膳食纤维饮食、非处方泻药，甚至处方药等常用的治疗方案，并没有带来令人满意的效果，那么医生可能会再进行一项或多项检查，来了解你的问题的本质和潜在原因，以便为你量身定制具体的治疗方案。

X线检查

腹部X线检查，通常也被称为KUB检查（肾脏、输尿管和膀胱X线检查的缩写），它能够显示你大肠中的粪便量，医生可以据此来判断你大肠中是否堆积了过多的粪便。如果你开始出现与便秘相关的腹胀症状，但是不相信每天都能够规律排便的自己患有便秘，那么在这种情况下，腹部X线检查就尤其有用。医生也可以通过X线片来判断你是否有顽固性便秘，即由粪便坚硬干燥引起的大肠阻塞。有顽固性便秘的人会长期腹胀和便秘，并且会有突发性的水样腹泻，甚至可能出现大便失禁。这通常是由肠道上游的液体废物挤压阻塞大肠的干燥粪便造成的，医学界将其称为假性腹泻。如果你有顽固性便秘，那么在使用泻药来排便时，就有可能会经历这种溢出性腹泻，因为泻药会吸收大量液体进入肠道，在堵塞的后面形成压力，直到这些液体从边缘排出。

肠道蠕动功能检查

肠道蠕动功能检查一般需要持续多日监测，医生会通过这一检查来判断你的肠道蠕动是否比正常情况慢。正常情况下，从你吃下食物到把消化废物以粪便的形式排出需要间隔 20~40 小时；其间，排泄物会在大肠中待 12~32 小时。如果消化废物需要比这更长的时间才能通过大肠，那就说明便秘可能跟肠道蠕动较慢有关。

肠道标记物检查是一种常见的检测肠道蠕动能力的方式。医生会让你口服一种含有微量标记物的胶囊，然后通过 X 线追踪，记录标记物通过你的大肠所需要的时间。在服下胶囊几天后，你需要去医生那里复诊，拍腹部的 X 线片，看看大肠中是否还有标记物残留；如果有的话，还有多少。医生可以通过这个检查判断是否存在大肠蠕动缓慢的问题，以及如果有，程度如何。

如果医生怀疑是消化系统的其他器官导致了肠道蠕动缓慢，那么他还可以通过胃肠道闪烁扫描检查来确定食物经过你的胃、小肠和大肠各自所需要的时间。在明确了哪些部分存在延误的情况之后，医生会有针对性地开相应的药物。正如第 3 章所说，这个检查会持续数日，第一天时，你需要在放射科医生的诊室待 6 小时，服下一些带有放射性标记的食物，然后在接下来的 3 天里每天来医院拍 X 线片。

排粪造影检查

排粪造影检查是一种使用磁共振成像技术的造影检查，可以让医生看到你排便动作时的盆底肌肉的状态，可用于诊断你盆底肌肉群的问题。参与排便的肌肉唯有以一种特定的方式协调发力时，你才能够顺利、彻底地排便。对女性来说，排粪造影还可以检测出分隔直肠和阴道的肌肉壁是否有直肠前突问题，这种问题会导致直肠向前突出、呈囊袋状进入阴道，从而困住想从此通过的粪便，使你无法完全将粪便排出。进行排粪造影检查时，你需要躺在磁共振仪里，医生会在检查前通过灌肠法将一种对比剂灌入你的直肠，并要求你尝试着把这种对比剂排出。

测压法

直肠动力学检查耗时很短，可以在胃肠科医生诊室进行。它可以测量肛门和直肠的挤压力、推力和静息张力，医生通过这项检查可以看看它们是否干扰了你正常排便的能力。如果这些肌肉力量过强，你可能无法正常排便。而如果它们力量太弱，你也可能无法顺利地推动粪便向前，或者你可能容易排气失禁或大便失禁。在这项检查中，医生会将一根细管的一头连接到仪器上，而细管的另一头连接有气囊，气囊会被插入直肠；然后，医生通过细管将空气充入气囊使其膨胀。当你试着把气囊像粪便一样排出时，仪器的传感器可以记录下各种肌肉的压力值。该检查可用于判断便秘是否由盆底功能障碍导致。

直肠指检

胃肠科医生还可能会进行直肠指检，检查时，医生会戴着手套将润滑过的手指插入你的直肠，然后让你收缩和放松你的肛门肌肉，或者做类似排便时用力排出粪便的动作。医生可以根据你能够收缩和用力的程度来判断是否存在盆底功能障碍。

便秘的医学治疗

便秘的病因不同，最佳治疗方法也有所不同。通常情况下，医生会先采取保守治疗，建议你遵循高膳食纤维饮食法或者服用一些非处方补剂或药物（详情见下文）。随后，医生可能会根据你的身体反馈和任何进一步检查的结果，来评估是否有必要做进一步的治疗。

肠易激综合征导致的便秘以及慢传输型便秘的医学治疗方法

如果你有慢性便秘问题，无论病因是什么，治疗关键都在于找到一个能帮助你坚持规律执行的计划。通常情况下，计划中需要包括饮食调整以及补剂或药物的摄入。我的患者通常会在便秘发作时定期坚持，然后在症状好转后停止。这样做的原因是他们害怕自己会对补剂或药物产生依赖。但是，根据我的经验，即使感觉良好，你也应该坚持执行计划，因为它能够让良好的状态一直持续下去。此外，现在人们对许多轻泻药都不会产生依赖。换句话说，即使长期服用，大多数药物也不会使你的基本肠道功能变得更加糟糕。

非处方轻泻药

有许多非处方轻泻药可供选择，它们的作用机制会有所不同。

渗透性轻泻药的作用机制是将水分吸引到大肠中（并保持在大肠中），这有助于保持粪便柔软，加快其向肛门的运输速度。这类轻泻药没有成瘾性，因为它们不会影响大肠的基本功能。这类药物包括复方聚乙二醇、镁补剂（剂量 ≥ 350 mg）和氢氧化镁。人们无法消化的一些糖，如乳果糖和山梨糖醇，也是这个大家庭的成员，但因为它们会导致大量的气体产生，所以我一般不会把它们推荐给有腹胀问题的患者，除非他们因为肾脏或肝脏功能不佳等医疗原因不能使用大多数其他类型的药物。

渗透性轻泻药需要 8~12 小时才能发挥药效，所以我建议你可以在晚上睡觉前服用，这样第二天早上就能顺利排便。医生在进行肠镜检查前要求清空肠道时也会给患者开高剂量的渗透性轻泻药。需要注意的是，如果你服用了过量的渗透性轻泻药，可能会出现腹泻，所以你需要多加尝试以找到最合适的剂量。

刺激性轻泻药则会刺激肠道内壁，让它们更有规律地收缩，从而起到通便的作用。因此，有些人发现服用刺激性轻泻药后会比渗透性轻泻药后感受到更多的痉挛。这类药物包括乐可舒（比沙可啶）和番泻叶，它们可能是药片形式，也可能是消化茶的形式。

刺激性轻泻药比渗透性轻泻药起效更快，通常会在几小时内起效。不过，你也可以在睡觉前服用，以便第二天早上通便正常，拥有良好的状态。人们曾经认为，长期使用刺激性轻泻药会对其产生依赖性，潜在地影响肠道功能，导致出现随着时间推移逐渐增加剂量的情况。然而，目前并没有太多的研究支持这一观点。因为渗透性轻泻药更温和，不太可能引起痉挛，所以我一般会建议我的患者把它们作为首要治疗方案，但在需要的情况下，我也会建议偶尔、暂时地使用刺激性轻泻药，以帮助他们度过特别难熬的那段日子。

膳食纤维补剂

对于那些大肠运动迟缓或盆底肌肉较弱的人，膳食纤维可以令他们的粪便柔软且能够成形。柔软且大块的粪便能够刺激肠道壁对粪便产生推力，因此它们比干燥的坚硬球粒状粪便更容易通过肠道。市面上可买到的膳食纤维补剂的原料为各种类型的膳食纤维，这些膳食纤维吸收水分的能力极强，能在肠道中很好地吸水膨胀。这一解释提示，服用膳食纤维补剂一定要配合饮用大量的水，这样膳食纤维才能更好地发挥作用。

如果你的肠道中堆积的粪便过多，那膳食纤维补剂可能并不是最理想的通便选择。服用膳食纤维补剂可能会加重腹胀和沉坠感，而且只有在渗透性轻泻药或其他疗法的帮助下，你才能将这些粪便排出。一些患者曾描述说，在肠道中已经堆积有很多粪便的情况下服用膳食纤维补剂，感觉就像是"吞下了一块砖"。

车前籽壳以及包括聚卡波非钙片对便秘患者有很好的效果。如果你容易腹泻和便秘交替发作，那纯可溶性膳食纤维，如甲基纤维素、小麦糊精和金合欢纤维，可能会是更好的选择。如果你吃的是调味膳食纤维补剂，那一定要注意糖含量，有些品牌的产品中糖的含量高得惊人——每份服用量中含糖量竟然高达 4 茶匙。根据我的经验，药片和粉剂一样有效，但要注意剂量；某些品牌的药片，可能需要你服用多达 4 片才能摄入 2 g 膳食纤维。关于膳食纤维的特性的完整讨论请参见第 11 章，关于特定类型的膳食纤维补剂的更多细节请参见第 14 章。

注意，我并不建议那些由盆底肌协同失调导致便秘的患者定期补充膳食纤维，某些特殊情况下除外。因为当盆底肌肉不能放松，无法有效地排便时，堆积大量的膳食纤维可能会让情况更糟。如果你每周只排便 1 次（或更少），并且之前尝试各种泻药都没用，那可以尝试去做一下盆底功能检查。具体的针对有盆底功能障碍问题的人的通便疗法请见下一部分内容。

粪便软化剂和润滑剂

大肠的主要作用之一就是对消化道中食物残渣里面的水分进行再吸收。因此，粪便在大肠中停留的时间越长，就可能变得越干燥。而又硬又干的粪便很难排出，严重时甚至会造成大肠梗阻。某些膳食纤维可以像海绵一样吸住水分，使得粪便即使在肠道内停留了很长时间也能保持粪便柔软。关于可溶性膳食纤维的讨论见第 11 章。不过某些非处方药和补剂也可以帮助解决这个问题。

粪便软化剂，如多库酯钠是一种安全且温和的药物，它可以留住粪便中的水分，保持粪便柔软，避免便秘。肠道不会将多库酯钠吸收进血液，因此即使是孕妇或者哺乳期妇女使用这种药物也非常安全。多库酯钠并非泻药，它不会加快粪便通过大肠的时间，也不会让你更频繁地去洗手间。这一药物大约需要 12 小时或更多时间才会开始起效，所以很多人通常会在晚上服用它，以便第二天白天能够顺利排便。

矿物油是一种光滑的油脂，可以附着在大肠里的硬粪便上，润滑它们，使其更容易通过肠道。你可以在药店柜台买到它，可口服或者用于灌肠。在轻泻药效果不明显的时候，矿物油可以作为一种有益补充。或者如果你暂时被干硬的粪便困住，如度假归来后，发现自己无法正常排便，这时也可以偶尔使用矿物油帮助排便。然而，口服矿物油并不是一个可以长期使用的好选择。这是因为它通过小肠时，会干扰某些维生素的吸收。我通常建议我的患者在选择使用矿物油通便时，每天使用 1 次，持续不超过 1 周。

灌肠

在极少数情况下，人们的结肠蠕动会极其缓慢，医学界将其称为结肠无力。一旦你患有结肠无力，那可能任何轻泻药或处方药都没有明显的效果，即使这些药一起吃并且无论剂量多大也没用。在这种情况下，使用非处方灌肠剂可能是缓解腹胀的最佳选择。灌肠是指将一种液体制剂直接灌注入大肠，以松动大肠中的粪便，使其更容易被排出体外。灌肠剂中通常含有一些具有轻泻药特性的成分，以提高治疗的效果。Fleet 是美国最常见的灌肠剂品牌之一，该品牌旗下有包括渗透性灌肠剂（生理盐水）、刺激性灌肠剂（比沙可啶）和润滑性灌肠剂（矿物油）在内的多种灌肠剂。结肠无力或盆底肌协同失调（见下文）的人用药后会发现，定期使用灌肠剂是缓解便秘和腹胀的最好方法，因为这样可以使有效成分直接到达结肠，而不必经过本就因功能失调而出现拥堵、导致通过速度缓慢的肠道。灌肠通常在几分钟内就能开始起效。

我既不建议患者去水疗中心或者找结肠治疗从业者做大肠水疗。我认为大肠水疗无法代替灌肠。大肠水疗有别于普通灌肠，进行普通灌肠时灌肠剂只能到达结肠，而大肠水疗属于涡轮增压式灌肠，仪器迫使水灌入到大肠深处。美国的大多数州不给大肠水疗从业者颁发执照，这就引发了人们对其相关从业者是否训练有素、有能力或有资格安全地进行这一手术的质疑。此外，插入脆弱的直肠中的仪器，再加上灌入结肠的强力水流，会有导致肠壁撕裂或穿孔的风险，而肠壁穿孔是可能会危及生命的。即便手术安全可以得到保障，但大肠水疗也会破坏肠道菌群的平衡，从而导致你的基本消化功能变差、整体健康水平恶化。最后，细菌的问题也更令人担忧，水疗设备可能无法像结肠镜设备那样按照规程操作，从而获得彻底的清洁和消毒。正如我的一位胃肠科同事说的玩笑话：做大肠水疗就像从一个来历不明的捐赠者那里得到了免费的粪便移植。所以永远记住：大肠水疗有风险，选择需谨慎。

处方药

当饮食调整和非处方药物对你的慢性便秘不起作用时，医生可能会开某种处方药。鲁比前列酮就是其中一种，该药通过改变大肠内壁细胞的分泌量来软化粪便，增加肠道的自发运动。这一药物不会导致依赖性，停药后，你的大肠蠕动水平会恢复到原来的基准水平。另一种处方药是令泽舒（利那洛肽），它同样也是作用于大肠薄壁细胞，通过增加分泌物来软化粪便，同时还会刺激肌肉神经，促进肠道收缩，使粪便排出。令泽舒最常见的副作用就是腹泻。普卡那肽也是被美国食品药品监督管理局批准的治疗便秘的药物。它的工作机制与令泽舒类似，都是通过增加结肠薄壁细胞的分泌物来刺激肠道运动和软化粪便。

手术治疗

在便秘非常严重，饮食调整、药物治疗或者灌肠都无法充分缓解便秘，并且症状已经影响到你的生活质量的情况下，医生可能会建议做大肠部分切除术或全切除术。在某些情况下，医生会将肠道剩余的部分重新与直肠相连，保持整个通道的完整。而在某些情况下，医生则可能会先通过暂时肠造口术将剩余的肠道部分直接导向体外；做完造口术后，你体内的消化废物会直接排入体外的造口袋中。待手术伤口愈合后，医生通常会给你安排第二次手术，将小肠或大肠的剩余部分与直肠相连，形成一个小的袋状结构，以暂存粪便。这能够让你重回以前正常的排泄方式，一旦愈合完成，通常需要每天排便 4~6 次。如果你正在考虑这种手术，我强烈建议先咨询对肠动力紊乱问题有丰富经验且手术技术精湛的结直肠外科医生。

盆底功能障碍导致的便秘的医学治疗方法

如果便秘是参与排便的肌肉无法正常工作导致的，那么摄入膳食纤维和泻药可能会给你本来就受损的消化系统带来更严重的问题，加剧你的腹胀。

如果医生怀疑或者确诊你有盆底功能障碍问题，一般会建议在卫生间放一个踏脚凳，方便蹲坐。你坐在马桶上的如厕姿势应尽量类似蹲姿，这有助于顺利排便。这个方法对有盆底功能障碍的人来说尤为有效。蹲姿可以减少排便时的紧张感，如果你的便秘原因是肌肉张力较弱，那蹲姿可能是排便姿势的不二之选。在马桶前放一个小凳子，把脚放在上面，这样膝盖就会自然升高，身体也会自然从坐直的姿势变成蹲着的姿势。虽然有些生产厂家专门为此推出了所谓的"蹲器"，但其实踏脚凳效果就很好。

直肠甘油栓

直肠甘油栓是一种外形为子弹形的小剂量药物，用药时将其插入大肠末端。甘油栓剂的作用机制是通过渗透作用将水吸引到大肠，并刺激肠道运动，使粪便顺利排出体外。对付肠道运动非常缓慢或参与排便的肌肉功能异常，使用它的效果可匹敌高效的渗透性轻泻药。直肠甘油栓使用起来比液体灌肠更简单，通常在 1 小时内就能见效。但是，如果你连续使用超过 1 周，它们可能会刺激肛门处皮肤。

灌肠

如果你正在寻求更持久的解决方案，比如在尝试下文提到的盆底物理治疗或肉毒杆菌毒素等，可以尝试通过灌肠来快速缓解便秘型腹胀。更多细节请参见上文关于灌肠的介绍。

盆底物理治疗和生物反馈仪

如果你被诊断为盆底功能障碍，医生可能会采用与生物反馈仪相结合的物理治疗方法，来重新训练你的与排便相关的神经和肌肉，使其正常运转。这种疗法在第 3 章中我也曾介绍过，治疗师会在你肛门附近的肌肉上安装传感器，然后指导你完成一系列练习，以放松和收缩肛门处肌肉。当肌肉协调正常时，视频监视器上会显示相应的图形或会有相应的音频提示出现，给你正确的反馈。然后你可以练习那个动作，直到可以自如地控制这些肌肉。

肉毒杆菌毒素

如果你的便秘是肛门肌肉紧张收缩、不能适当放松引起的，那么还可采取注射肉毒杆菌毒素这种治疗方法。结直肠外科医生一般会在你处于麻醉状态下将其注射到你体内，它的效果大概可以持续数月。

便秘的食疗

除盆底功能障碍所导致的便秘外，其余所有类型的便秘和便秘引起的腹胀都可以通过饮食调整来大幅改善。

正常吃饭，不要少食多餐

刺激大肠蠕动的方法之一是触发一种名为胃结肠反射的神经反射反应。胃结肠反射可以传递消化信息，食物进入人体后，位于上游的胃会提醒位于下游的大肠，一顿大餐正在到来。此时，大肠就会开始推动粪便向前移动排出体外，以给即将到来的食物残渣腾出空间。胃壁上的拉伸感受器可以检测出在进食过程中胃的饱腹程度，同时触发胃结肠反射，对这种拉伸做出反应。拉伸程度越高,引发的反应越强烈。这就解释了为什么许多人经常在吃了一顿特别丰盛的饭后,仅过了 1 小时就需要排便。

如果你想从胃结肠反射中获益,那么最好每天的三餐都多吃一些,而不是每隔几小时就吃一顿简餐和零食。进食大餐会促使胃部伸展,从而促进结肠蠕动;少食多餐则没有这样的效果。此外,吃大块的食物,如沙拉、爆米花,甚至大口喝汤也能达到这个效果。

逐渐增加膳食纤维的摄入量

膳食纤维是植物性食物中的一种碳水化合物,人体消化系统中的酶无法消化、分解这种物质,我们也就不能分解膳食纤维以释放其储存的能量,所以它会留在肠道中,直至被排出体外。如果你没有摄入足够的膳食纤维,那么大肠就很难维持规律、完整且顺畅的排便。我经常跟我的患者说:"不摄入膳食纤维就无法顺畅排便。"

患者通常会问:"我应该摄入多少膳食纤维?"这是一个很难回答的问题,因为每个人的情况不一样,没有一个具体的数字能适用于所有人。有些人可能要比其他人摄入更多的膳食纤维才能保持排便顺畅。所以,想要知道自己的量,诀窍在于逐渐增加膳食纤维摄入量,并注意观察在哪一个数值时排便情况开始好转。在手机或者电脑上记录饮食日记能帮助你找到你的膳食纤维摄入理想值,有些手机应用程序可以在记录饮食时自动计算出膳食纤维摄入量。女性从每天摄入 28 g 膳食纤维开始尝试,男性从每天摄入 38 g 开始。

你应当循序渐进地增加膳食纤维摄入量,这样身体才能更好地适应。这是因为如果你有粪便堆积的问题,那么摄入高膳食纤维食物可能反而让腹胀更加严重(并引发胀气)。我建议从增加早餐的膳食纤维摄入量开始。早晨是一天中最不容易胀气的时候,也是最容易排便的时候,而排便能够在一定程度上缓解腹胀的不适。(尤其是如果你在前天晚上吃过轻泻药,并且早上又喝了一杯咖啡！）在习惯了高膳食纤维的早餐之后，你可以继续增加午餐、晚餐或者茶歇时的膳食纤维摄入量，同样，也是循序渐进一餐一餐地增加。

另一件需要考虑的事情是，当你正在向高膳食纤维饮食过渡且仍然会有粪便堆积现象时，尽量选择那些相对不太可能导致放屁的高膳食纤维食物。这样的食物被称为低发漫食物，即可发酵碳水化合物含量少的食物，我会在第 11 章和第 13 章中详细介绍。当你能够开始更有规律、更彻底地排空肠道后，再吃像菜花、豆子和干果这些你喜欢的含可发酵碳水化合物的食物，麻烦会少得多。

谨慎食用添加膳食纤维的加工食品（尤其是菊粉）

当你试图增加膳食纤维摄入量时，可能会尝试一些含有大量添加膳食纤维的加工食品，比如高膳食纤维谷物或谷物棒，因为这些加工食品中所含有的膳食纤维量使得你往往只需吃一点儿就能满足每日膳食纤维需求量的一半。看上去是不是感觉有种事半功倍的效果呢？但是，如果你有便秘型腹胀，这些高膳食纤维的加工食品可能会让你感觉更糟糕，因为它们所含有的膳食纤维大多是菊粉，配料表中的菊苣根纤维、菊芋纤维或雪莲果糖浆都是这种物质。然而不管它的叫法如何变化，这种成分与大肠里的细菌相遇后都会高度发酵，这也就意味着当菊粉到达大肠后，会产生大量的气体。如果你的大肠中确实堆积着过多粪便，那么这些气体可能会被困住，使腹部鼓胀程度和胀痛感不减反增。菊粉也是一些低碳水意大利面、低卡酸奶、低卡冷冻食品、燕麦棒、坚果棒、一些益生菌补剂和蛋白粉的常见添加剂，所以当你买一些加工食品前，阅读一下食品配料表还是很有必要的。

喝点儿咖啡（无咖啡因的也可以）

如果你便秘得非常严重，而且没有喝咖啡的习惯，那么可以考虑开始喝点儿咖啡。咖啡中含有一种叫作绿原酸的物质，它能刺激大肠蠕动。每天早上 10 点前，你的肠道会为排便做好准备，这是皮质醇达到自然峰值的结果，该皮质醇的作用就是唤醒困倦的肠道，使其进入活跃的白天模式。因此，早晨喝点儿咖啡，适时摄入绿原酸，可以为皮质醇发挥应有的作用额外助力，促使肠道蠕动。

如果你是因为要避开咖啡因的副作用而无法喝咖啡，那你可以喝无咖啡因咖啡来摄入绿原酸。如果你不喝咖啡是因为它会导致胃食管反流，那可以尝试看在吃完早餐 1 小时后再喝会不会比刚醒来时就喝要好一些。你也可以尝试喝拿铁：牛奶的加入可以稀释咖啡的酸度，从而可能令一些人感觉更容易接受。如果你有乳糖不耐受症，可以选择将拿铁中的牛奶换成无乳糖牛奶、椰奶或者杏仁奶。注意：不要选择豆奶，本质上它是豆类的汁，容易产气。

试着补充镁

我的许多便秘患者都不太想要用药物来治疗，但是他们一般都会愿意尝试通过服用营养补剂来治疗。镁就是常用于缓解便秘的营养素之一，是一种人体所必需的矿物质和电解质，对心脏健康、骨骼健康，甚至预防头痛都有益处。然而，当你补充镁的剂量达到 350 mg 或者更多时，它能够将水分吸到肠道内，从而起到泻药的作用。我有许多肾脏功能良好的便秘患者，晚上会服用 400~800 mg 的镁，这能为他们次日早上排便提供额外的推动力。（如果你是老年人或肾功能受损，那么可能不适合补充镁，补充前请咨询医生。）刚开始尝试时，你可以每晚服用 400 mg，持续 3 天。如果没有效果，每晚再加 200 mg，再持续 3 天。如果你每晚服用的剂量达到了 800 mg，但对肠道仍然没有丝毫作用，那么可能需要换其他方法了。不要分开服用，这样会冲淡药效。镁过量的主要副作用是腹泻；如果你出现了腹泻，那就当天停用 1 次，次日晚上再试着减少剂量服用。

戴安娜与便秘的故事：
膳食纤维和镁的魔力

戴安娜，52岁，公司高管。来找我问诊时，她几乎已经到了穷途末路的境地，把我看作她便秘治疗路上的"最后一根稻草"。戴安娜的便秘已经持续了4年。在这4年里，她几乎竭尽所能寻医问药，但最终都是竹篮打水无功而返，她甚至开始怀疑饮食调整究竟有没有作用。但是，她当时的胃肠科医生坚持让她来找我试试，她这才勉强同意给我个机会。

戴安娜的腹胀故事要追溯至几年前，当时她突发憩室炎，并因此住院接受手术。康复之后，戴安娜发现自己胀气很严重并且开始便秘。她抱怨说自己每隔3~4天才能排便一次，而且即使偶尔排便比较频繁的情况下，她也只能排出非常小的球状粪便，这些粪便的排出基本不会让症状有好转。她当时的医生也是建议每天摄入25 g膳食纤维，她尝试坚持通过喝西梅汁、吃高膳食纤维谷物和喝豌豆浓汤等方式尽可能地摄入膳食纤维。但是，这种饮食方法反而使得她的腹胀更为严重了，甚至已经开始令她无法再忍受。她的下一位医生不仅开了各种非处方轻泻药（其中有复方聚乙二醇和镁补剂），还开了治疗便秘的处方药。但是戴安娜觉得这些药物还是不能有效地缓解便秘和腹胀，因此便停止了用药。

我理解戴安娜说的那种尝试了所有的方法都无济于事的感觉。在仔细研究了她的饮食习惯后，我发现事情并非没有转机。戴安娜的一日三餐，通常是这样的：早餐是酸奶或者西柚汁，另外搭配1杯拿铁咖啡（膳食纤维含量=0 g）；午餐要么是黑麦金枪鱼三明治，要么是牡蛎饼干搭配鸡肉面条汤（膳食纤维含量=0 g）；晚餐是一顿营养均衡的大餐，先是沙拉，然后是蛋白质、淀粉和一些煮熟的蔬菜。虽然戴安娜的晚餐中含有相当多的富含膳食纤维的蔬菜，但是整体来说，她摄入的膳食纤维还是太少而且在时间上已经太迟了。虽然戴安娜之前也尝试过高膳食纤维饮食，但是她选择的主要是一些高发漫食物，即可发酵碳水化合物含量高的食物（详情见第 11 章），无怪乎胀气和放屁越来越严重。虽然她也尝试过各种轻泻药，但却从来都不是在摄入足量膳食纤维的情况下吃的。

缓解戴安娜这种便秘型腹胀的关键在于要让她每天都能排出一定量的粪便。对于很多人来说，早上通常是排便的最佳时间，因此我建议她可以用一顿丰盛的高膳食纤维早餐来开启新的一天，这有助于刺激胃结肠反射。早餐之后，接下来应该是富含膳食纤维的一顿午餐，然后是日常的晚餐。最初，我告诉戴安娜在选择含膳食纤维食物时应当选择低发漫的水果、蔬菜或者全谷物，以避免出现之前她尝试高膳食纤维饮食时经历的那种腹胀。不过，到后期，只要她排便通畅了，大肠中不存在堆积的粪便堵住后面气体的情况后，我想她应该也可以开始尝试一些高发漫的食物。最后，我还建议戴安娜继续每晚睡觉前补充镁。

我能看出戴安娜对我给出的治疗方案并没有抱太大希望，因为她觉得这是在重蹈覆辙。但事实是，在这之前她并没有像我所说的这样试过多管齐下，也没有考虑到食物中的发漫成分的问题。所以，我恳求她在放弃我的方案之前先严格地遵守 2 周。戴安娜同意了。我们一起拟定一份饮食清单：早餐改为炒蛋，配上一大碗低发漫水果，如甜瓜、菠萝和浆果，外加一片全麦酸面包；午餐就在平时吃的三明治的基础上搭配一些小胡萝卜或圣女果；晚餐保持不变。如果她想把最喜欢的酸奶当零食，就加入一些亚麻子和浆果。最后，她也同意了在睡前补充镁。

坚持了不到 3 天，戴安娜就能在吃过早餐、喝完咖啡后的几分钟内顺利排便了。如今，她的饮食已经富含膳食纤维，早餐也足够丰盛，睡前补充的镁则帮助促进大肠蠕动。结果证明，饮食和镁补剂的这种绝妙组合是戴安娜顺利排便的秘诀。正如预测的那样，自戴安娜开始每天排便以来，腹胀就消失得无影无踪了。2 周后，戴安娜打电话告诉了我这个好消息，并问我接下来该怎么做。我告诉她，她需要坚持每晚补充镁，吃丰盛的早餐，并且每餐都要吃富含膳食纤维的食物。但接下来，她应该可以开始尝试一些自己喜欢的高发漫的食物，比如豆子汤、菜花和腰果等。解决了自己的便秘型腹胀之后，戴安娜的肠道已经可以接受这些食物了。

戴安娜的案例向我们证明了多管齐下解决便秘型腹胀的重要性。多管齐下通常指的是通过均衡的饮食和轻泻药补剂或者药物来共同解决腹胀和便秘问题。此外，这一案例也说明了选择膳食纤维的重要性，因为当你的大肠中粪便堆积过多，造成堵塞时，某些类型的膳食纤维可能反而会加重腹胀。更多关于膳食纤维选择的内容请见第 11 章。如果你还没辨别出自己属于哪种便秘的话，先不要着急。现在让我们一起回溯到位于大肠上游的小肠，来探讨一下当大肠中那些常驻细菌到小肠中时会发生的一种腹胀。

第 **8** 章

细菌型腹胀：
由小肠细菌过度生长导致

在上一章我们谈到，人体内产生气体的中心是大肠。之所以会产生气体，是因为大肠是我们体内最大的细菌家园，这里细菌最集中。我们最终排出的气体中一大部分都是由这些细菌产生的。小肠是大肠的"邻居"，是胃肠道中连接胃和大肠的那一部分。我们的食物中大部分营养物质会在小肠被吸收，一般情况下，小肠中也不会有太多的细菌。然而，在某些情况下，小肠可能会成为细菌的栖息地，这些细菌会繁衍出过量的种群。这种情况被医学界称为小肠细菌过度生长。

—— 小肠细菌过度生长 ——

对于小肠细菌过度生长，我能想到的最准确的描述应该是："太多的细菌生活在你肠道中的本不应该有它存在的区域"。有人认为小肠细菌过度生长是指有害的致病细菌生活在小肠中造成的，这是不科学的。小肠细菌过度生长指的不是一种感染，也不是一种炎症，它只是指一种情况，即那些本应在你大肠中生长的无害的细菌以某种方式开始在小肠中繁衍，而正常情况下小肠中是不应该有这么多细菌的。

搞清楚小肠细菌过度生长的定义非常重要。现在一些营销益生菌和营养补剂的网站，都声称"坏细菌"是导致小肠细菌过度生长的原因，并且宣称他们的产品能够帮助你改善"好细菌"与"坏细菌"之间的平衡，或者帮助你改善小肠细菌过度生长所引起的渗漏，进而"治愈"你的肠道。事实上，这些都是不正确的。如果你的小肠由于某种原因容易有细菌过度生长，那么服用充满细菌的益生菌补剂可能对你的情况没有任何改善，反而会使问题变得更糟。

所以，是什么导致细菌在肠道中本不应该生长的区域过度生长的呢？目前，研究人员已经证实了几十种可能的风险因素。以下是一些比较常见的风险因素。

- 长期服用质子泵抑制剂类抑酸药物，如奥美拉唑、兰索拉唑、泮托拉唑、雷贝拉唑、右兰索拉唑或者其他后缀带有"拉唑"的同类药物。
- 年老或者萎缩性胃炎和恶性贫血等自身免疫性疾病所造成的胃酸不足。
- 小肠蠕动异常缓慢。
- 因上述问题而服用益生菌补剂。

- 之前做过肠道手术，如为了减肥做过胃旁路手术，或者做过切掉小肠和大肠连接处肠道的切除术，又或者是做过任何会导致瘢痕组织粘连，影响肠道蠕动的腹部手术。

- 小肠与大肠连接处（回肠）有炎症，如克罗恩病。

- 未确诊或无法有效控制的乳糜泻。

- 胰腺消化酶分泌不足（胰功能不全）。

- 长期大量饮酒。

- 小肠壁上形成一个被称为憩室的小囊室，细菌可藏于此。

- 曾大量服用抗生素。

正如上述清单所示，小肠细菌过度生长并不是自发性的，而是另外一种健康问题导致的。如果你被诊断出有这种问题，那需要问诊医生，找出潜在的原因，以便从根上解决问题。

无论是何种原因使你出现小肠细菌过度生长这一问题，它都可能以相同的方式对你产生影响。在吃完东西后，大量食物进入小肠，你的身体会在这个过程中将食物中的营养成分吸收到血液中。而如果这时有大量的细菌接触到了这些营养物质，它们就会开始疯狂吞噬这些营养。而细菌消化食物的过程就叫作发酵，它们最爱的食物是碳水化合物类食物。发酵的最终产物之一就是气体，也正是这种气体导致有小肠细菌过度生长问题的人出现腹胀。此外，由于小肠比大肠要细窄很多，所以小肠中充满气体时会令人更加不舒服。如果症状更严重，小肠细菌过度生长还会干扰身体的胆汁循环系统，导致多余的胆汁积聚在大肠中。这一病症被称为胆汁酸吸收不良，会导致腹泻和某些维生素缺乏。

小肠细菌过度生长导致的腹胀是什么感觉？

小肠细菌过度生长导致的腹胀往往毫无征兆。它发作之前，你可能会偶尔感觉轻微腹胀，但是不会料想到自己会经历如此持久且严重的腹胀。曾经吃下去后没有任何不适的饭菜如今刚吃下不到 1 小时就引发了强烈的反应。

高脂肪食物最有可能会引发你的反应，如一些油炸食品、含有奶油或奶酪的菜肴、冰激凌，以及一些油腻的外卖食物。像面包、三明治、甜点、意大利面和比萨等原材料为小麦的食物也是常见的诱因，甚至各类燕麦棒也会导致有小肠细菌过度生长问题的人腹胀。鹰嘴豆、豆类和一些像西蓝花、抱子甘蓝和菜花等典型的"容易产气的"蔬菜也会造成腹胀。对一些有小肠细菌过度生长问题的人来说，某些水果和乳制品甚至也会突然对他们产生影响。考虑到饮食涉及的诱因的广泛性，想必现在你可以理解为什么我经常听到自己接诊的有小肠细菌过度生长问题的人说"万物皆可使我腹胀"。

大多数有小肠细菌过度生长问题的人会抱怨肠道里气体太多，感觉很难受。这些气体有时可能会导致腹部鼓胀，有时则会让人频繁放屁、剧烈疼痛，或者让人感觉有气体在肚脐下方的肠道中咕咕流动。这种类型的屁通常也很难闻，有些人甚至会把它们称为"毒气弹"。一般来说，早晨是一天中状态最好的时间，刚醒来几乎没有腹胀，但是随着一天的推移，体内的食物越积越多，肠道中的气体也越积越多，腹胀则会越来越严重。晚餐后通常是腹胀的高峰期，我的患者经常会放屁不停，直至睡觉。对有小肠细菌过度生长问题的人来说，吃得越少，感觉就越好。

绝大多数情况下（当然也有例外），小肠细菌过度生长还会改变如厕习惯。具体会发生哪种改变通常取决于你体内过度生长的细菌的类型。有产氢细菌过度生长问题的人更容易腹泻或粪便更软、排便更频繁。我的一些患者发现他们在吃任何东西后都有立即排便的冲动;粪便的颜色和质地也可能发生变化,会变成比平时更浅的棕色或橙色,而且通常会呈"牙膏"或"焦油状"的黏性质地,很难完全排出,也很难擦干净。有些人还会感觉他们的粪便是"酸性的",在排出时会刺激皮肤,而且通常会伴有肛门瘙痒的感觉。

除了腹泻,小肠细菌过度生长也有可能会导致便秘,这在体内因小肠细菌过度生长而有甲烷气体产生的人身上更为常见。我的那些因有小肠细菌过度生长问题而便秘的患者经常腹胀得苦不堪言,因为感觉那些多余的气体就被困在粪便后面,但却不能通过放屁来缓解。这类便秘通常可以通过轻泻药或低发漫饮食改善,详情见下文。

小肠细菌过度生长问题通常表现为下消化道的症状,如放屁和排便不规律;但有些人表现为上消化道症状,如胃食管反流、恶心、打嗝或食欲不振等;甚至有一些症状可能与消化系统完全无关,如维生素 B_{12} 缺乏就是小肠细菌过度生长的常见症状,但医学界至今仍未找到原因。反应性低血糖则是一种不太常见的小肠细菌过度生长的症状,它指的是患者在吃了精制碳水化合物类食物或高糖食物后,血糖水平快速下降,人因而感觉疲惫、头晕或恶心。

小肠细菌过度生长的诊断

如果你经历过上面这种腹胀或上述任何症状,医生可能会考虑安排你做小肠细菌过度生长测试。另外,他也会安排你做其他检查,以寻找其他可能的原因,如乳糜泻(通过血液检查)、胰酶水平低(通过粪便检查)、感染了一种被称为蓝氏贾第鞭毛虫的寄生虫(通过血液或粪便检查)、克罗恩病或结肠炎等炎性肠病(通过结肠镜检查)。需要注意的是,这些原因并不是非此即彼的：除了小肠细菌过度生长之外，你可能同时还有克罗恩病、乳糜泻或胰功能不全的问题，而且可能就是前者引发了后面这些疾病。

呼吸检测

诊断小肠细菌过度生长最常见也是侵入性最小的方法是呼吸检测。这项检测需要你喝下一种糖溶液，然后在之后的 3 小时内定期向一个袋子里呼气，所呼出的气体会被放入一台仪器检测。检测一般会监测氢气和甲烷两种气体，这是因为细菌细胞在遇到糖时会有这些气体产生。根据检测过程中气体出现的时间点，医生可以确定这些细菌在你的消化系统中所处的位置。根据你呼出的气体的类型，医生可以判断出过度生长细菌的种类。

呼吸检测诊断小肠细菌过度生长的准确性取决于许多因素，所以一定要谨遵医嘱。例如，如果你在检查前 4 周内服用了抗生素或做过结肠镜检查，那可能会得到假阴性的结果。在测试当天早晨锻炼或在测试那天使用泻药也会让你得到假阴性的结果。此外，检查当天早上吸烟、口腔卫生不佳（包括假牙不干净）、服用益生菌补剂、前一天晚上吃了高碳水化合物类晚餐或吃了大量能产气的蔬菜或豆类等则会造成假阳性。如果你便秘得厉害，或如前一章所述肠道中粪便堆积过多，那么呼吸检测可能也呈阳性。一个有着丰富经验的医生是能够分辨出便秘的人呼出的气体与有小肠细菌过度生长问题的人呼出的气体之间的细微差异的，但是依然有便秘的人被误诊为小肠细菌过度生长的情况存在。

最后一个可能会影响小肠细菌过度生长问题的诊断结果的重要因素是：呼吸检测的数据经常会被一些经验欠缺的医生误解。某些年龄层的医生可能没在医学院学习过有关呼吸检测的知识。还有，如果你是在家测完、然后将数据邮寄到检测机构，检测机构将对这份数据进行分析，由检测机构得出的分析结果的离谱程度曾令我瞠目结舌。你还需要知道的是，许多替代疗法医师、功能医学医生、营养师、自然疗法师或推拿师通常使用的测试数据分析方法也是不标准的。

　　这项检测的变量太多，以至于许多医生一直在质疑呼吸检测的有效性。虽然我并没有这种疑问，但我认为，患者自己一定要记得在每次测试后要一份呼吸检测数据的副本，以备后用。虽然这些数字本身对你来说可能意义不大，但对经验丰富的胃肠科医生或其他训练有素的健康管理专家来说非常有用，他们可以根据这些数据来验证你是否得到了正确的诊断。

小肠液细菌培养

　　医生也可能通过用小肠液细菌培养的方法来诊断小肠细菌过度生长，但这是极其罕见的。它是指医生从你的小肠中提取液体样本，将它在实验室进行培养，并计算其中存在的细菌数量以诊断小肠细菌过度生长。与呼吸检测相比，小肠液细菌培养整个过程十分耗时且采样过程侵入性强，所以通常只用于学术研究。在我多年的临床实践中，我只见过一次，因为当时那个小肠细菌过度生长患者对开的所有抗生素都没有反应。于是他的主治医生对其小肠液进行了培养，以分析其小肠中出现过度生长的是哪种细菌，这样就可以对症用药。如果医生因为其他原因打算用内镜检查你的小肠（具体内容请回顾第 3 章），那么他有可能也会在这个过程中获取一部分小肠液体样本。

粪便检查和血液检查

　　因为小肠细菌过度生长无法通过粪便检查和血液检查得到准确诊断，所以大可不必为如何选择市面上那些各种类型的测试或测试产品而劳心费神。

结肠镜检查、内镜检查和造影检查

当医生通过结肠镜或内镜观察的肠道内部，或看肠道的超声影像或X线片时，是无法判断出你是否有小肠细菌过度生长问题的。与普遍认知相反，小肠细菌过度生长不会引起炎症，因此即使有小肠细菌过度生长问题的肠道也不会出现红肿、发炎或白细胞增多的症状。（但在你的小肠和大肠交接处附近可能有明显的炎症，这种炎症会使你容易患小肠细菌过度生长。）

医生通过这些检查能收集到的关于小肠细菌过度生长的少数线索之一可能是部分小肠的异常扩张。这种扩张可能是由于胃肠道相对狭窄的部分存有过多气体引起的。

小肠细菌过度生长的医学治疗

谈到小肠细菌过度生长，人们似乎都听过这么一个荒诞的说法，那就是这种疾病无法彻底治愈，一旦得上就会伴随一生。当然，事实并非如此。虽然的确有许多小肠细菌过度生长患者在治愈之后又会复发，但这通常是因为主治医生没有弄清楚患者患病的原因。记住，小肠细菌过度生长其实是其他疾病的症状。找出病因并对症施药能使小肠细菌过度生长复发的概率大大降低。虽然有些小肠细菌过度生长的病因极其顽固，无法被根除，但大多数都是可以治疗的。

另外，网上的某些补充益生菌的建议也会导致小肠细菌过度生长的反复，因为这些方案的出发点是将小肠细菌过度生长变成了一种慢性疾病而不是可治疗的症状。如果你的小肠容易过度滋生细菌（即使是"有益"细菌），那么大量服用益生菌可能对你反而弊大于利。在没有科学证据证明服用细菌型益生菌有益于预防小肠细菌过度生长之前，患者最好不要摄入这类药物。

若你非要尝试，详见第 14 章。

抗生素

截至我撰写这本书前，服用抗生素是唯一被证明对治疗小肠细菌过度生长有效的方法。在替代医学领域，许多草药成分中因含有更"天然"的抗生素而被用于治疗小肠细菌过度生长，如牛至油、小檗碱和大蒜提取物（大蒜素）。然而，目前还没有证据证实这些成分对人体具有类似抗生素的作用，或者对治疗小肠细菌过度生长有奇效。（事实上，其中大多数成分都还未经过与消化问题有关的人体实验。）更多关于治疗小肠细菌过度生长的常见补剂以及与它们相关的科研进展的讨论，请参见第 14 章。

由于在小肠中过度生长的某些细菌是大肠中的一些有益细菌，所以治疗小肠细菌过度生长的药物难免也会对大肠中的有益菌群造成损伤。虽然网上的说法五花八门，但是目前无论是草药还是普通药物，只要是针对小肠细菌过度生长问题的抗生素，就必定会影响大肠菌群。毕竟细菌都是相同的，只是生长的地方变了而已。

抗生素无法区别场所，只能将目标细菌全部杀死。当然，它们也无法将你肠道中的细菌全部消除；相反，它们会抑制你体内细菌的总数。大肠内被抗生素影响的细菌数量和种类会在服用抗生素后 1 个月内恢复到正常水平。有一个明显的例外是环丙沙星，服用这种抗生素后所需要的恢复时间一般会更长一些。

出现过度生长的细菌不同，你可以选择的抗生素类型也不同。医生应当根据你的呼吸检测结果来开抗生素，因为这一检测可以帮助医生判断你体内是含有产氢细菌还是产甲烷的古菌，抑或两者都有。治疗小肠细菌过度生长最常用的抗生素之一是利福昔明。如果你的呼吸检测显示有甲烷气体，一些医生可能会开利福昔明和其他药物的混合冲剂。虽然利福昔明的治疗效果很显著，但并不是所有细菌都对它有反应。因此，如果你在服用这一药物一个疗程后，小肠细菌过度生长症状仍然存在，我建议你与医生讨论更换抗生素，而不是再继续服用一个疗程。

如果你就诊的医院无法做呼吸检测，或者为你诊治的医生对呼吸检测并不认可，那医生可能会在怀疑你有小肠细菌过度生长后就直接开抗生素来治疗，而不会安排你做检测。幸运的话，这会是一条缓解你症状的捷径。然而这种方式也存在一些弊端。如果你在服用抗生素后并未好转，医生很难判断真正的原因：是你没有小肠细菌过度生长的问题，还是服用的抗生素与出现过度生长的细菌不匹配。而遇到抗生素无效时，医生一般会认定你属于前者，从而停止抗生素治疗。

小肠细菌过度生长的食疗

医学界目前还未发现哪类饮食对治疗小肠细菌过度生长有效果，也没有发现能够预防小肠细菌过度生长的饮食。如果你在网上查找相关资料的话，可能也遇到过关于小肠细菌过度生长治疗期间是否需要限制饮食的争论。虽然各种饮食方案的营销人员都声称自己的饮食方案能够"饿死"肠道中的细菌，但这些方案实际上并不能彻底解决小肠细菌过度生长的问题，或者真的杀死细菌。

有观点认为，在治疗期间，应该吃大量的可发酵碳水化合物和普通碳水化合物来喂养细菌，"把它们吸引出来"，这样抗生素才能最有效地发挥作用。相反，还有一些人认为，在治疗期间和治疗后，应该避免摄入过多碳水化合物，这样才能"饿死"细菌，从而削弱它们，防止复发的风险。实际上，这两种观点都没有科学依据。此外，这两种观点都误解了抗生素：抗生素并不是需要细菌快速繁殖才能起效，我们无须通过不给细菌提供可发酵的碳水化合物来削弱它们，从而增强它们对药物的易感性。

依我看，在小肠细菌过度生长治疗期间是否进行限制饮食取决于症状令你难受的程度，以及在药物发挥作用之前，为了让自己感觉更好，你愿意做出何种程度的饮食调整。

不过，一些研究证明，在正式进行小肠细菌过度生长治疗之前，一些饮食调整的确有助于暂时控制小肠细菌过度生长的症状，而且效果非常明显。换句话说，当你有小肠细菌过度生长问题时，可尝试通过调整饮食来控制症状，直到通过药物彻底解决小肠细菌过度生长的问题。

有助于控制小肠细菌过度生长症状的饮食方法主要有以下两种。无论你选择哪一种，都要注意规避高脂肪食物。因为当你有小肠细菌过度生长问题时，高脂肪食物可能会造成吸收不良，从而加重腹胀和腹泻的症状。

低发漫饮食

低发漫饮食是由澳大利亚莫纳什大学的研究人员提出的，是具有针对性和科学依据的排除饮食法，有助于缓解腹痛、腹胀，改善排便不规律的问题。研究表明，这种饮食方式对有肠易激综合征问题的人非常有效。这也是我常会推荐给有肠易激综合征的人的饮食方法。低发漫饮食的英文缩写是FODMAP，其中的"F"指的是"可发酵的"，其他字母是几种碳水化合物（寡糖、双糖、单糖和多元醇）的英文首字母的组合，这几种碳水化合物都不易被人体消化，但是很容易被细菌消化。有些发漫成分是糖，还有一些属于淀粉类或膳食纤维类的碳水化合物。

如果你身体健康，那吃一些高发漫食物会帮助你滋养大肠中的有益细菌，维持肠道健康、多样的菌群生态。（摄入过量可能会让你的屁多一些，但这也无伤大雅！）不过，如果你有小肠细菌过度生长问题，那吃了过多高发漫食物后，这些碳水化合物会为你小肠中繁殖过度的细菌进一步提供滋养，导致频繁放屁，并出现明显的腹胀、腹痛和便秘。

低发漫饮食法排除了那些含有大量可发酵碳水化合物，并且会引发易感人群症状的食物。与其他一些给你的菜单做减法的饮食方案不同，低发漫饮食法并不完全禁止你食用某类食物，它几乎涵盖所有食物类别。水果、蔬菜、谷物、坚果、乳制品、动物蛋白、植物蛋白，甚至糖，所有这些食物类别中都有可以被接受的品种。

虽然低发漫饮食对大多数含小麦的食物有所限制，但它并不要求严格的无麸质饮食。你仍然可以食用一些低发漫的小麦食物，但一些高发漫的无麸质食物你反而应坚决杜绝！同样，虽然低发漫饮食限制了乳制品，但你并非完全不能吃任何乳制品。一些低发漫的乳制品实际上还是可以接受的，反而是一些高发漫的植物奶你最好避免。想要掌握低发漫饮食，重要的是深入了解各种细节，我在第 13 章中介绍了关于这种饮食的所有细节，做好准备去深入探索吧。

特殊碳水化合物饮食

特殊碳水化合物饮食法是一种无谷物、低糖、低乳制品的饮食方法，盛行于 20 世纪 80 年代，多用于治疗炎性肠病（如克罗恩病和结肠炎）。多年来，许多患者都曾表示这种饮食法有助于他们缓解消化问题。但是，令人惊讶的是，目前并没有科学依据支持他们的说法。最近，特殊碳水化合物饮食在网上又重新定义为治疗与小肠细菌过度生长相关的胀气和肠道蠕动不规律的问题。

特殊碳水化合物饮食限制各类谷物，土豆、山药和欧洲萝卜（欧洲防风）等含淀粉的根茎类蔬菜，鹰嘴豆和大豆，除硬奶酪和自制酸奶外的大多数乳制品，以及除蜂蜜（少量食用）外的所有的糖。你可能也意识到这种饮食实际上非常类似更为流行的原始饮食，唯一的区别可能就在于特殊碳水化合物饮食可以吃特定种类的乳制品。原始饮食是一种超低碳水化合物的饮食法，它虽然没有限制所有高发漫食物，但也恰好规避了我们目前所了解的大多数此类食物。因此，从这方面来看，我会倾向于将特殊碳水化合物饮食看作低发漫饮食的初始 1.0 版本，在我们还未查明低碳水饮食能够缓解腹泻患者的症状的原因之前，特殊碳水化合物饮食就已经被发明出来了。

特殊碳水化合物饮食能够帮助有小肠细菌过度生长问题的人减轻症状，因为它在无意中减少了发漫成分的摄入。然而，由于像蜂蜜、富含果糖的水果和一些会产气的蔬菜仍然属于特殊碳水化合物饮食的可接受食物，所以有小肠细菌过度生长问题的人可能会发现自己执行了特殊碳水化合物饮食法之后症状并未得到完全缓解。换句话说，特殊碳水化合物饮食可能对像白糖、枫糖浆、大米和土豆等含一些容易消化的碳水化合物的食物有不必要的限制，而对豌豆、扁豆、开心果、高果糖水果和卷心菜科的蔬菜等反而限制不够。低发漫饮食在我看来就像是营养领域的"手术刀"，只是精准去除那些细菌能够消化的、最易发酵的碳水化合物。相比之下，我认为特殊碳水化合物饮食则是营养学方面的"大棒"：一种高压解决方案，虽然可能帮助你达到预期效果，但在这个过程中完全限制了你对碳水化合物的摄入。因它过于激进且无必要，所以，我一般不会推荐。

小肠细菌过度生长饮食

如果你经常上网冲浪，那应该知道所谓的小肠细菌过度生长饮食。这种饮食通常是低发漫饮食和特殊碳水化合物饮食的整合版。对我的大多数患者来说，这种饮食有诸多不必要的限制，而他们单纯通过低发漫饮食就足以出色地控制自己的症状了。因此，我一般也不会向患者推荐该饮食法。

要素饮食

要素饮食者的食物有液体和粉状两种，其中的营养物质已经经过酶的"预消化"，分解成最基本的组成部分。这些营养成分会被人体迅速地完全吸收，不会遗留营养供养那些过度繁殖的细菌。雀巢和雅培的一些要素饮食配方食物起初都是医用食品，适用于一些严重肠道疾病患者，使用时会通过一根管子直接将食物注入胃或肠道中。至于为什么不设计成口服，我想如果你曾经闻过或者尝过这些配方食物，你应该就会明白。现在，一些营养补剂制造商也开始生产和销售粉末状的要素饮食配方食物，味道要好得多。

十多年前，研究人员曾做过一项小型研究，探究小肠细菌过度生长患者坚持 2 周的要素饮食法能否真的可以饿死细菌，从而治愈他们的疾病。虽然结果确实让一些人看到了希望，但是这项研究时间太短，并无法得出确切结论。研究人员在患者进行完要素饮食后立即对其进行了呼吸检测，但是并没有在这之后的几周内对患者进行跟踪调查，也没有观察在停止要素饮食后他们的小肠细菌过度生长相关症状是否会出现反复。换句话说，由于目前还没有证据表明要素饮食对小肠细菌过度生长有短期效果，还不能够彻底消除这类疾病，而且这种饮食又非常折磨人，所以它也不在我的推荐名单中。

营养补剂

如果你对网上有关小肠细菌过度生长的话题非常关注，那你可能也了解至少五六种所谓的"所有人都在推荐的"解决小肠细菌过度生长问题的补剂。比如 L–谷氨酰胺、牛至油、大蒜提取物和小檗碱，以及通常至少还有一种益生菌、一种消化酶补剂和盐酸甜菜碱等。（我会在第 14 章对这些替代疗法中的常见补剂做更加详细的讨论。）这些产品就这样被一传十、十传百，人们逐渐开始相信它们是治疗小肠细菌过度生长的标准方案且被大众广泛接受。但事实远非如此。目前还并未有精心设计的科学研究表明这些营养补剂在治疗或预防小肠细菌过度生长（或其他肠道问题）方面有效。同样值得注意的是，这些建议很多是源于想要向你销售这些产品的网站或者源于产品的营销人员。

益生菌

关于益生菌这个话题，我想在这里主要说两点。

第一点，互联网上广为流传的观点认为，小肠细菌过度生长是由"好细菌"与"坏细菌"之间的失衡造成的，需要用益生菌补剂来让它们重新恢复平衡状态。关于这点，我在本章前面已经辟谣过了，这里我想再次强调，服用益生菌并非对付小肠细菌过度生长的好主意。

第二点就是大多数人其实都会选择用抗生素治疗小肠细菌过度生长，而且有充分的证据表明，对于这些出于各种原因不得不服用抗生素的人来说，服用某些特定类型的益生菌的确是有益的。

益生菌补剂中含有细菌或酵母，服用它们会给人们带来健康益处。在你需要服用抗生素的情况下，某些益生菌可以减少腹泻出现的次数，也可以在你的微生物防御系统被药物影响的情况下保护你，让你不会出现所谓的机会性感染。但问题是：如果我们正在试图杀死你小肠中过度生长的那些多余细菌，那为何又要把含有更多细菌的药片送回你的小肠呢？

这就是为什么如果你有小肠细菌过度生长问题，或者如果你曾有过小肠细菌过度生长问题，并且没有改正自己习惯，我会建议不要服用任何细菌型益生菌的原因。我担心这些药片中的细菌会在易滋生细菌的肠道中重新扎根。当然，并不是所有的益生菌补剂成分都是细菌。有些是含酵母的，它们不会在小肠中过度生长。更妙的是：酵母型益生菌不会被抗生素药物杀死，这意味着它们能够在你治疗小肠细菌过度生长的过程中在大肠存活，并执行它们促进健康的任务。

路易莎与小肠细菌过度生长的故事：
伴有反流和腹泻的腹胀

路易莎，48 岁，高中老师。因为她有胃食管反流的问题，所以她的胃肠科医生向她推荐了我。来找我之前，她每天早上会服用质子泵抑制剂，晚上服用组胺 H_2 受体拮抗剂，这的确在起初的 1 个月里让她的症状有所改善，但后来情况变得更糟糕了。

尽管她一直在服用抑酸药物，但还是出现了非常强烈的胃食管反流。为此，她不得不摈弃了自己每晚 1 杯葡萄酒的习惯，因为喝酒对她来说已经感觉像是在"吞火"。此外，她还戒了咖啡、巧克力、番茄酱和各种酸性水果，但这也都无济于事。与此同时，她开始感觉下腹严重腹胀，放屁频繁，且排便习惯也发生了很大变化。之前路易莎几乎一直都在与便秘做斗争，几乎要两三天才能排便一次，而现在她突然变成了一天需要排便四五次。粪便的形状同样也令人感到奇怪：又细又长、柔软且颜色很浅。

跟路易莎聊了大概几分钟，我就开始怀疑她可能有小肠细菌过度生长的问题。由于她在服用质子泵抑制剂且有胃肠道蠕动慢的问题，她出现小肠细菌过度生长问题的风险是很高的，当然，这还要靠她的医生做出诊断。快速了解她的日常饮食习惯后，我的猜想又进一步得到了证实：她的饮食中有大量的高发漫食物（见第 13 章），而且她的腹胀通常在饭后半小时左右开始出现恶化。她每天醒来都感觉很好，但晚上睡觉时就会因为胃食管反流、腹胀而十分痛苦。

我给路易莎的建议是坚持 2 周低发漫饮食，并且预约一个呼吸检测，以此来确诊小肠细菌过度生长。几周后，在她来做呼吸检测的那天早上，我在诊室见到了她，她告诉我在坚持低发漫饮食后，她感觉自己几乎完全好了，胃食管反流、腹胀和胀气问题基本消失了，而且排便次数也减少了（尽管还是不正常）。

果不其然，小肠细菌过度生长检测结果也的确为阳性。路易莎的案例给我们的一个重要启示是，小肠细菌过度生长常常会伪装成其他疾病——尤其是胃食管反流或肠易激综合征。然而，它不是由引发这些疾病的食物导致的，这些疾病的常规治疗方法对它也并没有什么效果。

检查结果出来后，医生开了抗生素，而我则是建议路易莎在服用抗生素进行治疗的同时，继续坚持低发漫饮食。在药物疗程完全结束后，路易莎可以尝试恢复原来的正常饮食。既然她能接受患小肠细菌过度生长之前的饮食，且这种饮食没有给她任何不舒服的感觉，那么在小肠细菌过度生长问题解决之后，原来的饮食应该也不会让她感觉不舒服。我还建议她以后不要服用任何益生菌补剂，因为她的小肠似乎很容易出现细菌过度繁殖的问题。医生也停掉了路易莎之前在服用的质子泵抑制剂，因为我们怀疑这可能导致了她的小肠细菌过度生长，转而给她注射了大剂量的组胺 H_2 受体拮抗剂。我们的目标是通过饮食、组胺 H_2 受体拮抗剂，以及碳酸钙抗酸剂（如果必要的话）来控制路易莎的胃食管反流，尽量避免让她服用质子泵抑制剂。现在距离我上次见到路易莎已经有一年半的时间了，截至目前，她的小肠细菌过度生长还没有复发。希望它永远不再复发！

如果你的腹胀症状也类似小肠细菌过度生长导致的腹胀，并且已经确定腹胀就是由小肠细菌过度生长导致的，正在通过治疗改善症状，那么恭喜你！腹胀很快就会成为你遥远的记忆。注意有些类型的腹胀只是部分症状和小肠细菌过度生长导致的腹胀相似，如臭屁、疼痛难忍的胀痛、浅色且感觉呈酸性的粪便等，但实际上并不是由小肠细菌过度生长导致的。你可以再看看第 9 章的内容，了解腹胀的其他潜在原因。

第 **9** 章

伴有肠道胀气的腹胀：
由碳水化合物不耐受导致

大多数肠道气体是生活在大肠中的细菌制造的。（若小肠中细菌太多，那也会产生大量的气体，如第 8 章中所述。）理论上讲，细菌只有在营养充足的情况下才会产生大量的气体，这一过程被称为发酵。各种碳水化合物：某些类型的糖、膳食纤维或淀粉是细菌的最爱，有助于它们发酵。

需要明确的是，有肠道气体也并非一件坏事，也并不是身体出现病变的征兆。恰恰相反！如果你的饮食中膳食纤维含量充足，且多来自像豆类、叶类蔬菜、水果、全谷物、坚果等食物，那么放屁只是你健康生活的一种自然的"副作用"。我认识的一些生活得健康的人同样也是放屁多的人。一般来说，我们每天都会放屁，次数和产生的气体量会因人而异。

那么，健康饮食的放屁和消化系统的问题导致的放屁之间的界线在哪里呢？当屁是恶臭的且同时伴随着腹部胀痛、腹泻、夜里被便意唤醒，甚至大便失禁的情况的时候，八成就说明有问题了。如果你感觉这些症状听起来很熟悉，那么腹胀很有可能是碳水化合物不耐受导致的。

碳水化合物不耐受

如果你已经读过第 8 章，那应该还记得我曾提到，几乎所有食物都是在小肠中被分解成基本营养成分并且被我们的身体吸收的。如果某种特定的食物成分并没有被小肠吸收，那它会继续进入大肠，成为大肠中数万亿细菌的养料。而如果这些未被吸收的食物成分又恰好容易被细菌发酵，细菌就会在饱餐的过程中产生大量气体。在我们日常摄入的各类营养成分中，碳水化合物通常是最容易被细菌发酵的。换句话说，如果你的肠道中有气体，那么该气体很有可能是细菌分解某种碳水化合物所产生的。

我们的身体有许多不同的"工具"来消化和吸收食物中不同类型的碳水化合物。我们的唾液和胰腺中都有一种可消化碳水化合物的酶——淀粉酶，它能把长链淀粉分解成单糖，从而便于人体吸收。小肠中的细胞还会制造其他酶，它们可消化乳糖（牛奶中的糖）和蔗糖（食糖），以便于人体吸收。我们的小肠中还有专门的转运蛋白，其主要工作是将果糖运送到小肠上皮细胞中。

你可能会好奇，既然消化系统中有如此多的"工具"，为何碳水化合物还能逃脱，并最终进入大肠，成为细菌们的大餐呢？通常有以下几种可能性。

- 乳糖不耐受或缺乏乳糖酶：你可能听过乳糖不耐受这个术语，这是最常见的碳水化合物不耐受。牛奶中的乳糖能够被人体吸收主要依赖的就是乳糖酶，而当小肠细胞分泌的乳糖酶越来越少时，乳糖不耐受的问题就会出现。未被分解的乳糖无法被人体吸收，就会进入到大肠中。细菌很容易发酵乳糖，大肠中的细菌在遇到乳糖后自然会有大量的气体产生。乳糖越多，气体就会越多。大肠中大量未被吸收的乳糖还会通过渗透作用吸入大量的水分，在产生气体的同时导致绞痛和急性腹泻。乳糖不耐受不同于对乳制品或者牛奶过敏。过敏是一种炎症性免疫系统反应，可以影响全身系统。碳水化合物不耐受则是营养吸收不完全引起的非炎性症状，且只局限于消化道的。对有乳糖不耐受问题的人来说，食用含有乳糖的食物并不会给身体带来危害，只是会感觉不舒服而已。

- 果糖不耐受或果糖转运蛋白不足：乳糖不耐受大家可能都有听过，但是知道果糖不耐受的人很少。实际上，果糖吸收不良也是相对比较普遍的——受其影响的人多达 30%。果糖一般天然存在于一些水果和甜味剂中，如蜂蜜和龙舌兰花蜜等。它还会以果葡糖浆的形式被添加到一些如糖果和饮料等食品和饮品中。我们的身体需要小肠中的一种特殊的转运蛋白将果糖从消化道运送到血液中，但有些人的肠道中这样的转运蛋白较少或者功能很弱。如果你是其中的一员，摄入的果糖可能只有很少一部分被吸收，而大多数的果糖则无法被吸收。这些未被吸收的果糖会进入大肠，引起胀气和腹泻。

- 摄入了难以消化的糖醇（多元醇）：虽然我们的身体有不同的"工具"来吸收各种形式的糖，但对于某种糖的表亲（糖醇或多元醇），我们吸收能力非常有限。这种醇在结构上与糖相似，尝起来很甜，但消化途径不同于糖。不同种类的糖醇天然存在于某些水果和蔬菜中，如西梅、菜花和牛油果。无糖食品、饮料、口香糖、糖果、药物和营养补剂中也会添加这种物质，因为它们能增加甜味，但是能量不高，也不会导致蛀牙。毕竟你不能吸收糖醇，它们自然就不能提供多少能量！

　　食品标签上任何以"醇"结尾的物质基本是糖醇：山梨糖醇、木糖醇、甘露醇、赤藓糖醇、乳糖醇。因为糖醇在小肠中不能被吸收，所以它们会进入大肠，并被大肠内的细菌发酵。当摄入量达到一定剂量时，它们一样会引起腹胀和腹泻。事实上，有些泻药就是糖醇！西梅利于通便，其实也是因为西梅富含山梨糖醇。

- 食用了植物性食物中的可发酵膳食纤维：如果你曾经注意到粪便中残留的玉米粒，那么就能理解膳食纤维的基本特点了——人类无法消化它们。膳食纤维指的是所有来自植物性食物的、由于人体内缺少相应的消化酶而无法被人体消化吸收的碳水化合物。我们无法分解包括水果、豆类、小麦和种子的皮，绿叶类蔬菜、菠萝和芹菜在内的植物性食物的那些膳食纤维。但正因为这样，它们才对我们的健康有益。（第11章更详细地讨论了膳食纤维对健康的益处。）

- 虽然人体无法消化膳食纤维，但是我们大肠中的细菌可以轻松地消化膳食纤维。当这些细菌遇到它们喜欢的膳食纤维时，它们会大显身手，制造出大量的气体。气体的多少依膳食纤维的种类不同而不同，有些种类的膳食纤维会比其他种类的膳食纤维更容易发酵。易发酵的膳食纤维被称为高发漫膳食纤维，更多内容详见第13章。不同膳食纤维产生的气体量也因人而异，因为这在某种程度上也取决于你所携带的细菌类型。

- 即使你和你有着钢铁般肠胃的朋友产生的气体量一样，它们对你们的影响也不一定一样。有些人在吃了一碗黑豆和菜花后可能都不会注意到自己体内有多少气体产生，而有些人则可能会发现自己要为此痛苦好多天。没有人能消化膳食纤维，所以在吃下后产生气体是完全正常的。但是，富含可发酵膳食纤维的食物也并不一定会引发问题，除非你的肠道对其产生的气体难以接受。换句话说，这些气体本身是好的，但如果它们导致你出现腹胀，对你而言，它们就是问题了。

所有这些因碳水化合物不耐受而产生的气体通常会在你摄入碳水化合物6~8小时后开始出现，但在某些情况下，也有可能在4小时后开始出现。如上文所说，如果你对乳糖、果糖或糖醇的吸收能力较差，却摄入过多这类成分时则可能会出现腹泻。如果剂量特别大，你在深夜可能会因急性腹泻醒来，甚至出现大便失禁的情况。尽管这些症状令人不快，但碳水化合物不耐受对你的健康是没有任何损害的。它们所引起的腹泻不是炎症性的，不会对肠道本身造成任何损害。

有些碳水化合物不耐受是自然发生的，而有一些则可能是其他疾病导致（暂时的）。前者的例子是，随着年龄的增长，基因可能会使你体内的乳糖酶减少，这会导致你在儿童期后期、青春期或 20 多岁时开始出现乳糖不耐受的问题。后者的例子是，你可能在成年后原本还能分泌产生大量的乳糖酶，但不小心损害了小肠中分泌乳糖酶的细胞。这种损害可能是缘于乳糜泻的发作（见第 10 章），或者缘于一次严重的腹泻感染。在这种情况下，你可能会暂时出现乳糖不耐受的问题，一旦受损的小肠内膜有时间自我修复，乳糖不耐受的问题就会有所改善。

如果你发现多种不同的含碳水化合物的食物，如含乳糖的乳制品、含果糖的水果或零食，以及各类蔬菜、小麦类和豆类食物等，都会让你开始莫名地放臭屁和腹胀，那你可能需要考虑小肠细菌过度生长的可能性（见第 8 章）。小肠细菌过度生长所引起的碳水化合物不耐受是暂时的，只要问题被根除，你就可以恢复有小肠细菌过度生长问题出现前的饮食，这些食物对你来说又会是可耐受的。相较而言，小肠细菌过度生长所引起的胀气和腹部鼓胀通常会比其他类型的碳水化合物不耐受所引起的要出现得更快，通常会在吃了某些碳水化合物类食物后的 60~90 分钟内出现症状。

碳水化合物不耐受导致的腹胀是什么感觉？

碳水化合物不耐受导致的腹胀不可避免地会伴随着大量气体，这些气体除了少数会通过打嗝排出外，大多数会通过放屁排出。这种屁通常很臭；我的患者甚至会把它们称作"毒气弹"或者其他稀奇古怪的绰号，如毒烟或毁灭之屁。正常消化过程中产生的气体可能会让你每隔几小时放一两次屁，而有碳水化合物不耐受的情况下，会有气体持续不断地攻击你。未被吸收的碳水化合物到达大肠时，会受到大量饥肠辘辘细菌的欢迎，这会导致你在接下来的 1 小时或更长时间里不断放屁。

胀气和腹部鼓胀通常会在进食后立即出现，但棘手的是，导致这些症状的不是刚刚进食的食物，而是你之前一两餐的食物。例如，如果你果糖不耐受，却在早餐吃了蜂蜜和芒果，你可能会在午餐结束后立即出现胀气和腹部鼓胀的问题。吃午餐的行为会触发胃结肠反射，并推动前一餐在大肠中向前移动，从而导致不良后果。

碳水化合物不耐受会让你感觉肚子里全是气，而且你会感觉即使不断放屁也无法缓解。医生在检查你的腹部时可能会发现它胀得像一个鼓。你甚至可能会听到肚脐下方的肠道中的咕噜咕噜的肠鸣声。想要让肚子恢复平坦，你可能需要等待晚上睡眠中的"重置"（因为那时你才有可能会无所顾忌地放屁）。

碳水化合物不耐受导致的腹胀还会伴随着腹痛，这种疼痛是由气体压力导致的。（如果腹胀伴有腹泻，那通常还会导致患者出现痉挛性疼痛。）有些人的痛感集中在下腹部中心，而还有一些人会感受疼痛扩散到身体两侧或者背部。有时疼痛会非常剧烈，甚至患者会疼得只能躺下并蜷缩成一团。一旦出现这种腹胀或者胀气疼痛，那么再服用西甲硅油片等防止气体产生的药物就已经晚了。

对乳糖、果糖或糖醇的吸收不良引起的腹胀常伴有粪便不成形、急性排便或者明显的腹泻。碳水化合物不耐受引起的腹胀可能会把你从睡梦中扰醒，也可能会紧急到引发"事故"。有这一问题的人的粪便颜色可能会比平时浅，更偏橙黄色。排便后，人会感觉肛门有"酸"痛感，还可能会感觉肛门发痒。如果想要更加详细地了解糖醇吸收不良导致的抽筋和急性腹泻的症状，可以上网搜索亚马逊网站上一些顾客对于无糖小熊软糖（sugar-free gummy bears）的用户评论。

碳水化合物不耐受的诊断

呼吸检测法

呼吸检测法是一种安全、无创、无痛地检测你是否能够吸收乳糖或果糖的方法。这种方法也可以用来诊断小肠细菌过度生长，详见第 8 章。人体细胞不能制出氢气或甲烷气体，但细菌可以。医生会在你喝了含乳糖或果糖的液体后，检测呼吸中是否有氢气或甲烷气体的痕迹。如果你能够将这些糖全部吸收，那么将不会检测到这些气体。而如果你无法完全吸收这些糖，那么氢气和甲烷气体作为细菌发酵的证据，会在你喝完溶液后的 2~3 小时内呼出的气体中出现。

在检测当天，你需要一早空腹去医院。医生会先让你对着一个袋子呼气，然后让你喝下含有 25 g 乳糖或果糖的甜味液体，饮用量大致相当于 1 罐可口可乐。在服下溶液后的 3 小时内，你需要每隔 15~30 分钟对着一个袋子呼气一次。所呼出的气体会被收集在袋子里，然后医生会将这些袋子送入仪器中，检测其中的气体成分。如果你呼出的气体中的氢气或甲烷含量与最初的测量值相比，增加幅度超过了一定的范围，医生便会将你诊断为乳糖或果糖不耐受。

但遗憾的是，并不是每位医生都能很好地解读呼吸检测的氢气值结果。因此，我一般会建议我的患者保存（留）一份呼吸检测结果的副本，即每次呼气记录的实际数据，这样，我就能够和他们的主治医生一起再次分析这些数据。还有一点值得关注的是，乳糖或果糖不耐受的呼吸检测的结果可能还会提供其他线索，如帮助判断你是否患有小肠细菌过度生长。经验丰富的临床医生能根据你呼出的气体中不同气体含量增加的时间不同来区分到底属于两种情况中的哪一种。

血液检测

血液检测虽然也能用于诊断是否有乳糖不耐受的问题，但准确性不是很高，所以自呼吸检测这一方法出现之后便少有医生再使用血液检测这种方法了。其他旨在诊断是否有食物不耐受或食物敏感问题的血液检测也都缺乏科学依据。目前，常见的血液检测包括检测IgG抗体检测，即所谓的MRT检测和Alcat食物敏感性检测。我个人不推荐使用这些费用昂贵且未经科学证实的方法。

排除饮食

目前，我们已经有针对乳糖和果糖不耐受的科学客观的检测方法（如上文所提到的呼吸检测），但是针对其他类碳水化合物的不耐受问题，我们目前还没有可靠的、科学有效的检测方法。理论上讲，每个人都无法消化吸收糖醇和膳食纤维，所以对这两类物质是否耐受进行检测也没有实际意义。但是，如果你想知道你的腹胀腹痛究竟是不是糖醇或某种特定类型的膳食纤维导致的，那么，首推排除饮食疗法。

排除饮食的使用既可以是有的放矢的，也可以是广撒网式的。作为一名经验丰富的临床营养师，我多数情况下可以根据你的症状出现的时间以及你前一餐的进餐时间和吃下的食物推断出腹部鼓胀和胀气最有可能的原因。例如，如果你腹部鼓胀和胀气每天准时在下午3点开始，我就会看你6~8小时之前这个时段（早上7点到9点）吃了什么高发漫的食物或者喝了什么饮料。基于饮食调查的结果，我可能会进而建议你仅消除某些特定的食物或成分。这种有针对性的排除饮食通常很快就能见效，而且不会对日常饮食造成太多干扰。

然而，有时我们很难确定问题究竟是哪种食物或成分导致的。我的很多患者就是如此，他们症状出现的频率很不稳定，而他们每天的饮食内容各有不同，或者饮食中有很多种高发漫食物，很难明确其中哪一种是罪魁祸首。在这种情况下，更加全面的排除饮食是有必要的，我通常会给患者们推荐一个为期2周的高发漫食物排除饮食计划（详见第13章）。绝大多数情况下，2周后胀气和腹部鼓胀会消失（如果没有，这本身也是一个线索）。待症状消失后，我们会再尝试每次添加一种高发漫食物，看看究竟是哪种碳水化合物最有可能是始作俑者。

还有一些针对其他食物或成分排除的饮食也很常见，如排除麸质、谷物、乳制品、糖、大豆、酵母或者茄类蔬菜等食物的饮食法。从我的经验来看，排除这么多种类的食物或成分会让人压力倍增。即使最后有好的结果——让你找到了真正有问题的食物或成分，但是可能也需要耗费很长时间。换句话说，这种方法往往很笼统，不够具体，无法准确地指出令你不适的食物究竟是什么。很有可能直到你最终厌倦了这些限制，选择放弃时，你仍然不知道自己究竟对哪种食物不耐受。

打个比方，在排除了所有可能导致不耐受的食物后，你的胀气和腹部鼓胀症状的确消失了，可你怎么能知道这其实是排除了乳制品带来的效果呢？而即使你知道了不吃乳制品会对缓解腹胀有帮助，你能知道这是因为你有乳糖不耐受症吗？如果是乳糖不耐受，你就不需要戒掉所有乳制品，而是只戒掉含有乳糖的乳制品即可。（呼吸检测可以免除这一系列麻烦，直接告诉你答案！）但是，很有可能的情形是，你在不吃乳制品之后感觉症状好转，以至于你就认为找到了最适合自己的饮食模式并盲目坚持，而真实的情况是，你把自己困在了一个没必要的且限制过度的饮食模式中。

同样，如果你的腹部鼓胀和胀气问题通过无麸质饮食得到了解决（并且医生也已经排除了乳糜泻的可能性），就真的说明你对麸质（小麦中的蛋白质）不耐受吗？还是说你只是对小麦里一种叫作果聚糖的高发漫成分有反应？这二者的区别在于，如果你误认为自己是对麸质不耐受，那以后你在餐馆吃饭时都要小心谨慎，余生的饮食都将受到限制。但如果你知道自己只是对小麦中某些特定种类的碳水化合物不耐受，就会明白其实自己可以忍受一些以小麦为基础的酸面包在内的食物，而且也无须再担心含有微量麸质的食物了，如麦片、酱油。

碳水化合物不耐受的医学治疗

碳水化合物不耐受并不会对你的健康造成任何的伤害，所以没有必要专门为此寻求医学治疗。你可以通过避免食用那些会引发症状的食物来解决问题。如果你特别喜欢某种碳水化合物类食物，但又对此不耐受，那可以尝试通过服用特定的酶补剂（如果有的话），来提高对它们的消化吸收能力。

非处方酶补剂

如果你有乳糖不耐受的问题，但又想吃高乳糖含量的乳制品，可以通过服用非处方乳糖酶补剂来预防乳糖吸收不良。你要在吃含乳糖的食物前服用乳糖酶补剂，它可以让你吸收食物中的乳糖，从而避免那些常见的乳糖不耐受的症状。需要注意的是，许多速效嚼片式乳糖酶补剂中含有糖醇，因此可能会有"产气"作用！购买之前，你可以仔细阅读一下成分标签，选择那些不含"醇"类物质的产品。

一种名为木糖异构酶的酶补剂已经上市，这一药剂有望解决果糖不耐受的问题，就像乳糖酶解决乳糖不耐受的问题那样。据报道，这种酶的作用是催化一种会使得果糖转化为更容易消化的糖（葡萄糖）的化学反应。这款产品背后的科学原理似乎无懈可击，不过因为它对市场来说相对较新，所以我还没有让太多的患者用过，也没能验证它是否像预期的那样有效。有关这一药物更详细的讨论，请参见第 14 章。

有一种叫作α–半乳糖苷酶的酶可以帮助缓解人体对豆类、甘蓝类蔬菜和一些坚果中存在的某种特殊的发漫成分吸收不良导致的症状。

α–半乳糖苷酶是从一种霉菌中提取的酶，这种霉菌能消化哺乳动物无法消化的低聚半乳糖。如果你在吃豆类、西蓝花、抱子甘蓝或者开心果等含有这种膳食纤维的食物前服用了这种酶补剂，那么它们可以在小肠中得以分解和吸收。（在第 13 章中，我列出了包含低聚半乳糖的食物的完整清单。）因为已被小肠分解吸收，所以该种膳食纤维不会在大肠中产生太多气体。另外，上文提到，许多乳糖酶补剂与有糖醇（如甘露醇）一样，α-半乳糖苷酶补剂亦是如此。购买之前注意阅读成分标签，选择不含任何以"醇"结尾的成分的产品。

从水果中提取的酶，如木瓜蛋白酶（提取自木瓜）和菠萝蛋白酶（提取自菠萝），对碳水化合物不耐受无效。这些提取自水果的成分之所以被称为酶，是因为它们能催化特定的化学反应。它们能够消化蛋白质，但不能消化碳水化合物。换句话说，无论是木瓜蛋白酶还是菠萝蛋白酶都不能分解乳糖分子，也无法将果糖转化为更易消化的物质，或者分解蔬菜中那些容易导致胀气的膳食纤维。

其他还有一些包含多种消化酶补剂（有的甚至包含多达 12 种不同的酶），它们也很受欢迎。通常，这些补剂中都含有乳糖酶（用于消化乳糖）和 α-半乳糖苷酶（用于消化豆类和某些甘蓝类蔬菜中的膳食纤维），除此之外，它们还含有各种淀粉、蛋白质和脂肪的消化酶，而在胰腺功能正常情况下人体本来就能够大量分泌这些酶。换言之，如果你的腹部鼓胀和胀气的原因是对乳糖或者膳食纤维吸收不良，那这些产品可能会有所帮助，但与此同时你也要为许多"多余"的酶支付额外的费用；而且多补充这些你身体本就可以分泌的酶也没有任何好处。

碳水化合物不耐受的食疗

如果对某种碳水化合物吸收不良是症状的根源，那么在饮食方面的补救办法也很简单：停止吃这种食物。当然，如果你不想完全戒掉这种食物，那么就只能忍受它们带来的症状了。症状的程度将取决于食用量的多少；摄入少量的不耐受碳水化合物会让你轻微腹部鼓胀和胀气，而摄入过多则会让你出现严重的腹部鼓胀和胀气（某些情况下甚至会导致腹泻）。有些患者发现他们可以吃少量的碳水化合物类食物，因为症状可控。不断试错是你找到耐受范围的唯一方法。

有乳糖不耐受问题的人应该参考表 9–1。有果糖不耐受问题的人一般对糖醇也很敏感。如果你对一些低果糖水果仍然很难承受，我建议你以表 9–3 作为参考，尝试避开表 9–2 中的含糖醇的食物。

表 9-1 有乳糖不耐受问题的人的食物挑选建议

	高乳糖食物或成分（最好别吃）	乳糖含量适中的食物或成分（控制分量）	低乳糖及不含乳糖的食物或成分（放心吃）
饮品	牛奶或羊奶 热可可 酪乳 拿铁 卡布奇诺 蛋酒	酸奶饮料 以牛奶为原料的开菲尔酸奶	无乳糖牛奶 杏仁奶、豆奶、椰奶以及其他各种植物基奶
蛋白质类食物	瑞克塔奶酪 潘尼尔奶酪（印度白干酪） 含有乳清蛋白的蛋白粉和能量棒	茅屋奶酪 希腊酸奶 普通酸奶 山羊奶酸奶和绵羊奶酸奶 马苏里拉芝士 牛奶蛋白浓缩粉	无乳糖酸奶 由杏仁奶、椰奶或豆浆制成的非乳制品酸奶 硬质陈年奶酪，如切达干酪、瑞士干酪、帕尔马干酪、菲达干酪、美国干酪 含有乳清分离蛋白的蛋白粉或能量棒
甜品	冰激凌 奶昔 冻酸奶 蛋奶类甜品（包括焦糖布丁、蛋奶派、意式奶冻） 布丁、米布丁 芝士蛋糕 三奶蛋糕 奶油软糖 各种含炼乳的食物（如南瓜派、越南咖啡）	牛奶巧克力 果汁冰棒	无乳糖冰激凌 不含乳制品的冰品（果汁冰棒或植物基冰激凌）
成分	炼乳 乳糖（多作为药物添加成分或添加于牛奶巧克力糖果中）	鲜奶油（大分量的）	半乳脂奶油 黄油 奶油奶酪

表 9-2　有果糖不耐受问题的人的食物挑选建议

	高果糖食物或成分 （最好别吃）	低果糖食物或成分 （相对安全）
饮品	含有果葡糖浆的汽水 含有果糖或果葡糖浆的运动软饮 含有果葡糖浆的冰茶或软饮 强化葡萄酒（雪莉酒、波特酒） 苹果汁或苹果酒 蔓越莓汁鸡尾酒 大多数水果酒（包括鸡尾酒） 用果汁或高果糖水果制成的冰沙 以苹果为基料制成的绿色果汁 含有果葡糖浆的血腥玛丽鸡尾酒	含有"真糖"（非代糖）的墨西哥苏打水 含蔗糖或葡萄糖的软饮或运动饮料 100%纯蔓越莓汁（加糖） 柠檬水（加糖） 普通葡萄酒和香槟 无糖茶和无糖冰茶
果蔬	苹果或苹果酱 樱桃 无花果 芒果 梨 西瓜 芦笋	香蕉（成熟但偏硬的最佳） 浆果 哈密瓜 柑橘类（橙子、葡萄柚、柑橘、橘子、柠檬、酸橙） 葡萄 甜瓜 猕猴桃 木瓜 菠萝
甜味剂/ 配料	蜂蜜 龙舌兰花蜜 果葡糖浆 天然果糖 浓缩果汁（梨汁、苹果汁、葡萄汁） 糖蜜 反式糖	白糖 红糖 100%枫糖浆 糙米糖浆 葡萄糖浆 玉米糖浆 人造甜味剂（所有） 甜菊糖
调料	松饼糖浆 含有果葡糖浆的番茄酱 含有果葡糖浆的沙拉酱或腌料 添加了蜂蜜的烧烤酱 含有上述甜味剂的果酱/果冻 用芒果或其他水果制成的酸辣酱	100%枫糖浆 含糖的有机番茄酱 不加糖的番茄酱 芥末 蛋黄酱 酱油 香草和香料 醋 油 黄油 添加天然糖的浆果果酱、果冻或橘子酱
零食	低能量酸奶 水果软糖、口香糖 含蜂蜜的甜点，如果仁蜜饼 含蜂蜜的格兰诺拉麦片和格兰诺拉麦片棒 含有果葡糖浆的市售烘焙食品 水果酥皮甜点 果脯	浆果、柠檬或椰子冰沙 添加"真糖"（非代糖）的高级冰激凌 添加"真糖"（非代糖）的自制或市售烘焙食品

表 9-3 有糖醇或多元醇不耐受的人的食物挑选建议

	高糖醇/多元醇食物或成分 (最好别吃)	低糖醇/多元醇食物或成分 (可安心食用)
水果、果汁，以及这些水果制成的甜点、小食等	牛油果 苹果(及苹果酱) 杏 黑莓 樱桃 荔枝 桃 梨 李子 西瓜 果干(西梅干、杏干等) 苹果汁 酸樱桃汁 蔓越莓汁鸡尾酒 以苹果为原料的绿色果汁或冰沙 西梅汁 梨汁或杏汁	香蕉 蓝莓 哈密瓜 柑橘类水果(橙子、葡萄柚、柑橘、橘子、柠檬) 无花果 葡萄 猕猴桃 甜瓜 芒果 木瓜 菠萝 树莓 草莓 100%纯蔓越莓汁 添加"真糖"(非代糖)的柠檬汁
蔬菜	菜花 芹菜 蘑菇 荷兰豆 甜豆	除左栏所列之外的所有蔬菜
甜味剂	山梨糖醇 木糖醇 甘露醇 赤藓糖醇 乳糖醇	阿斯巴甜 龙舌兰 蜂蜜 100%枫糖浆 糖精 甜菊糖 三氯蔗糖 白糖
其他	无糖口香糖、无糖薄荷糖 无糖巧克力、无糖饼干和无糖蛋糕 无蔗糖、无代糖、低能量的冷冻酸奶、冰激凌和冰棍 低能量的苏打水、软饮、冰茶 部分低碳水化合物或低糖的巧克力棒 部分无糖果冻和果酱 无糖松饼糖浆 儿童维生素或维生素咀嚼片以及维生素 B_{12} 含化片	除左栏所列之外的所有食物

第 **10** 章

吸收不良型腹胀：
由胰功能不全和乳糜泻导致

　　本章与书中的其他章节有些不同，因为它介绍了胰功能不全和乳糜泻两种器质性疾病。器质性疾病是由人体组织和器官的结构变化引起的，而不是由腹部肌肉、神经和器官的功能问题引起的。本章涉及的这两种器质性疾病都会引起吸收不良并导致腹胀——但腹胀通常不是唯一的症状，也不是最严重的症状。

　　上一章所述的碳水化合物不耐受是吸收不良型腹胀的最常见原因，虽不舒服，但无害。然而，与碳水化合物不耐受（如乳糖不耐受症或果糖不耐受症）不同，胰功能不全和乳糜泻会导致严重的营养不良和明显的体重骤减。

── 胰功能不全 ──

胰脏可以分泌多种酶。这些酶会促进淀粉、蛋白质和脂肪的分解，使其更易被吸收。当食物从胃到达小肠时，胰脏会根据需要将这些酶输送到小肠。但如果胰腺不能分泌足够的酶来消化食物，你可能会对碳水化合物、蛋白质或脂肪等吸收不良。胰功能不全是指胰腺消化酶分泌异常少或分泌出的酶释放受损。相比于年轻人和不喝酒的人，胰功能不全的问题在老年人和酗酒者中更常见。胰功能不全的风险因素还包括急性胰腺炎和囊性纤维化在内的疾病的既往病史。

胰功能不全所导致的腹胀是什么感觉？

胰功能不全所导致的腹胀会伴有频繁的放屁，患者通常还会出现下腹部（肚脐下）痉挛和腹泻（粪便量多且散发恶臭，粪便呈类似油状、浅色且飘在水面）。粪便可能很难冲干净，因为它质地油腻，很容易粘在马桶的侧壁上。胰功能不全问题的人还可能缺乏某些维生素，或者可能出现体重大幅下降的情况，这些是人体无法正常吸收摄入的大部分能量的结果。如果你有胰功能不全的症状，请及时去医院做进一步检查；这可能有助于发现其背后潜在的更为严重的疾病问题。就胰功能不全患者来说，胀气、腹部鼓胀和腹泻症状更多是人体对脂肪的吸收不良导致的。

胰功能不全的诊断

粪便检测

医生通常会根据实验室分析你的粪便样本所得出的数据来诊断你是否有胰功能不全。粪便弹性蛋白酶检测可以检测粪便中的弹性蛋白酶的含量，并将此数值与标准值进行比较。正常标准是每克粪便中弹性蛋白酶含量高于200微克；低于此值则表示有胰功能不全的问题。

如果你找替代医学或者整合医学方面的医生，那有可能他们设定的弹性蛋白酶的标准值会相对于普遍标准值偏高，因此这通常会导致对胰功能不全的过度诊断，从而使你不得不为一些本没有必要服用的非处方消化酶补剂和动物源性胆汁补剂买单。

72小时粪便脂肪检测是另一种粪便检测，它检测的是在你执行高脂肪饮食法的3天里粪便中的脂肪量。这个过程相当烦琐：你需要收集3天的粪便，并将粪便样本冷藏储存，然后将它们一起带到实验室进行分析。粪便脂肪检测能够确定你是否对脂肪吸收不良，但在诊断胰功能不全方面，它的特异性不如粪便弹性蛋白酶检测。（因为除了胰功能不全之外，还有其他原因也会导致人体对脂肪吸收不良。）不过，如果粪便脂肪测试正常，还是可以说明你不太可能有胰功能不全问题的。

胰功能不全的医学治疗

胰酶替代治疗

当胰腺不能提供足够的消化酶来确保你吸收所有的营养时，你就需要在每次进食前服用处方胰酶药物（食用糖果等纯糖食物时，可以不用服用）。

注意，这些处方酶药物与作为消化酶销售的非处方补剂是完全不同的。

首先，许多处方酶药物外层会有一种特殊成分的保护层，以确保这些酶在通过胃（分泌胃酸）到达小肠的过程中不会失活。这些酶只能在相对碱性较强的环境中（如小肠中）起作用。如果没有外保护层或者外保护层不强，就会和食物一样被胃消化，失去活性。其次，处方酶药物中所含的脂肪消化酶的量是标准化且精确的，这可以确保你在明确了哪一剂量最有助于控制症状后，能够一直保持这个最佳剂量。而相比之下，作为营养补剂销售的非处方消化酶则存在监管不力、未标准化、未经安全性和有效性测试等问题。补剂中的脂肪消化酶含量要少得多，而且外部可能也缺乏适宜的保护层以抵御胃酸。出于上述这些原因，当你在应对像胰功能不全这种相对较为严重的问题时，非处方消化酶并不能替代处方胰酶药物。

最后，处方胰酶药物很有可能属于医保报销范围，而非处方补剂则不是。

胰功能不全的食疗

除了在食用不是由纯糖制成的各种食物前坚持服用胰酶药物外，你还可以考虑采取以下一些措施。

补充维生素 A、维生素 D、维生素 E 和维生素 K

目前，我们身体所需的维生素中有 4 种被认为是脂溶性的，分别是维生素 A、维生素 D、维生素 E 和维生素 K，这意味着它们只能和脂肪一起才能被吸收。这对于有胰功能不全问题的人来说无疑是个麻烦，因为这类人无法吸收脂肪，而这会导致他们缺乏这些必需的营养素。为了解决这个问题，制药

公司已经开发出了改良版的维生素 A、维生素 D、维生素 E 和维生素 K，经过
改良后的这些维生素是水溶性的，所以它们无需脂肪也可以被吸收。

戒酒

胰功能不全的一个主要原因就是酗酒。即使你的胰功能不全不是由过量
饮酒引起的，但不可否认的是，饮酒会加重胰腺的炎症和损伤。胰功能不全
的诊断书也可以说是最有力的戒酒理由了。

在饮食中加入易消化的淀粉类食物和糖

我们的消化系统有多种"工具"可以消化食物中的碳水化合物。虽然我
们的胰腺酶的确承担了大部分繁重的消化工作，但在唾液和小肠里仍然有一
些酶，这些酶可以消化单糖和低脂的简单淀粉，如白面包、白米饭、精制玉
米和土豆。因此，如果你有胰功能不全的问题，相比于消化过程更依赖于胰
腺酶的高蛋白和高脂肪的食物，你可能更能消化和吸收白面包、白米饭等食
物。它们有助于你避免出现腹胀和腹泻，以及保持健康体重。低纤维早餐谷
物、煮熟的谷物，烤土豆、果酱吐司、年糕、果汁都是很好的选择。

另外，一定要细嚼慢咽，在吞咽前让食物能够最大限度地接触到唾液中
的消化酶，让更多的食物在进入肠道前得到"提前消化"。

·—— 乳糜泻 ——·

乳糜泻是一种自身免疫性疾病，发病时，身体免疫细胞会攻击小肠内壁，引发炎症，损害肠道吸收关键维生素和矿物质的能力，有时甚至还会导致无法吸收食物中的能量。当有乳糜泻问题的人食用小麦、大麦和黑麦时，其中的一种被称为麸质的蛋白质就会引发这种自身免疫攻击。如果你有乳糜泻，那么只要严格并持续地避免食用含有麸质的食物并且在加工或烹饪食物过程中也注意避免沾染麸质食物，炎症免疫反应就会平息下来。只要你坚持无麸质饮食，小肠内壁最终会愈合，小肠吸收营养的能力也会恢复正常。

乳糜泻的症状有很多，并非所有症状都与消化系统有关。事实上，一些患有乳糜泻的人可能根本没有任何腹部鼓胀、胀气或者腹泻的问题——至少在疾病的早期阶段没有。在这些情况下，医生可能会考虑根据其他症状来判断你是否有乳糜泻，比如标志性的皮疹、不明原因的缺铁性贫血、在青少年的时候出现的骨质疏松症或骨密度低、无缘由的体重骤减等。没有消化道症状的乳糜泻也被称为隐性乳糜泻。

乳糜泻所导致的腹胀是什么感觉？

除了有隐性乳糜泻问题的人外，大多数有乳糜泻问题的人都应该经历过胀气——在吃了含麸质的食物后，感觉肚子胀得像快要"爆炸"的气球一样。面包、意大利面、麦片、用面粉制成的烘焙食品、椒盐脆饼，以及其他许多麸质食品都会引起腹胀。而且这种腹胀通常非常明显，在你吃了含麸质的食物后，肚子会胀得看起来像怀孕一样，而且可能需要几天的时间才能缩回去。这与碳水化合物不耐受引起的腹胀不同，后者通常在睡一夜后就消失了。由于腰围增加，你可能连裤子扣都扣不上。

乳糜泻引起的腹胀通常还会伴随着腹痛。患者也经常称自己总是感觉胃痛，以及频繁放屁。屁的气味往往奇臭难闻，我的患者常将其形容为"有毒废物"。在乳糜泻的症状中，腹泻甚至比腹胀更为常见；腹泻实际上也是这种疾病最常见的症状之一。不过，有一小部分人不会出现腹泻，并且也有患者会出现便秘症状。

乳糜泻的诊断

如果你怀疑自己可能有乳糜泻问题，那么在去找医生做必要的诊断检测之前，一定要至少定期摄入一些麸质。这一点对获得真实结果非常重要，因为如果你已经连续几周不吃含麸质的食物，那最终检测结果很有可能是假阴性。

血液抗体检测

诊断乳糜泻的第一步是检查血液中是否含有抗组织型转谷氨酰胺酶IgA，这种抗体的存在表明你的身体出现过自身免疫攻击。医生也会检查你的免疫球蛋白A（IgA）总量，以确保你的免疫系统运转正常，检测结果是可靠的。一小部分人IgA总量不够，这可能会导致结果呈现假阴性。抗组织型转谷氨酰胺酶IgA是乳糜泻最可靠的标志物，98%的有乳糜泻问题的人的检测结果都会呈现阳性。然而，它并不完全是乳糜泻所特有的，患有其他自身免疫性疾病的人体内抗组织型转谷氨酰胺酶IgA的含量也可能很高。

医生也可能会检查你血液中的其他抗体，即去酰胺麦胶蛋白肽IgA和IgG抗体。这些检测可以用来避免假阴性结果的出现。具体来说，它们可以帮助识别一些有IgA缺乏症或者抗组织型转谷氨酰胺酶IgA检测呈假阴性的潜在的乳糜泻受害者。

内镜检查

如果血液抗体检测结果数值偏高，那么医生可能会进行第二项检测——内镜检查。你处于麻醉状态下，胃肠科医生将一个带有摄像头的管子送入你的食管，让它经过胃，到达小肠中，在此过程中收集一些组织样本。医生会在显微镜下检测这些活体组织样本，来观察是否有乳糜泻的迹象。根据血液检测和内镜检查的结果，医生可以诊断出你是否有乳糜泻的问题。

皮肤活检

一些乳糜泻患者可能会出现类似湿疹的会发痒的皮疹，起皮疹的部位通常集中在肘部、膝盖、背部和臀部；医学界将其称为疱疹样皮炎。皮肤科医生可能会直接从患处附近的皮肤上做活组织采样，并将其送到实验室进行检查。如果实验室在皮肤样本中发现了IgA的证据，你可能不需要再进行内镜检查就直接被诊断为乳糜泻——尽管皮肤科医生仍然可能会把你转到胃肠科医生那里进行最后确诊。有些疱疹样皮炎患者可能从未经历过腹胀、腹泻或其他消化系统症状，但他们可能已经开始有肠道发炎和吸收不良的问题了。不过，严格执行无麸质饮食法可以让他们免受皮疹的困扰，并且能够确保肠道长期保持健康且正常运转。

基因检测（抽血检测）

如今，在找医生问诊前就已经长时间坚持无麸质饮食的患者越来越常见，这让医生很难再通过血液检测或内镜检查来诊断乳糜泻。在这种情况下，可以通过血液来检查是否有两种与乳糜泻相关的基因存在，以助于医生判断患者是否有乳糜泻的问题。没有 HLA–DQ2 基因或 HLA–DQ8 基因的人几乎不可能有乳糜泻的问题。如果你体内没有这两种基因，那么有超过 99%的概率不会出现乳糜泻的问题。换句话说，如果你基因检测结果呈阴性，医生几乎就可以完全排除乳糜泻的可能了。

然而，基因检测并不能作为你有乳糜泻问题的证据。这是因为 25% ~30%的美国人都至少携带其中一种基因，但只有 1% 的人会患上乳糜泻。如果你的基因检测结果呈阳性或部分阳性，只能说明无法排除你有乳糜泻问题的可能。事实上，如果你已经很长一段时间严格执行无麸质饮食，但仍然有胀气、腹部鼓胀或者腹泻的症状，那么症状很可能不是由乳糜泻或麸质饮食引起的。正如我告诉我的患者的，如果严格执行无麸质饮食法，乳糜泻就不会找你麻烦！

乳糜泻的医学治疗

乳糜泻的医学治疗和饮食治疗的基本准则一样：终身严格的无麸质饮食。目前还没有药物或补剂可以逆转乳糜泻或使有乳糜泻问题的人能安全食用麸质食品。虽然一些补剂公司销售一种名为二肽基肽酶 4 的非处方酶补剂，并声称这种酶有助于消化谷蛋白，但实际上这些酶对乳糜泻患者没有任何效果。

乳糜泻的食疗

目前，严格的无麸质饮食是缓解乳糜泻症状的唯一有效方法。严格的无麸质饮食可以让你的肠道完全愈合，并逆转可能由小肠细胞受损导致的吸收不良。如果吸收正常，与乳糜泻相关的胀气和腹部鼓胀也会得到相应改善。

然而，即使症状通过无麸质饮食得以平复，但也有一些人会因为其他消化问题再次出现腹胀。所以，如果有乳糜泻问题的你发现自己在严格执行无麸质饮食法之后，血液抗体检测都呈阴性了，可腹胀仍然存在，那么你应该探索这本书的其他部分，以找出导致腹胀的其他原因。常见的原因包括小肠细菌过度生长（见第 8 章）——这个问题可能始于还未开始治疗乳糜泻时的炎症活跃；便秘（见第 7 章）——对一些无麸质饮食者来说，当摄入的可溶性膳食纤维不足时，便秘会恶化；典型消化不良（见第 4 章）——这种问题可能会在你因执行无麸质饮食法而吃了太多沙拉时突然发作；或者碳水化合物不耐受（见第 9 章）——这可能是因无麸质加工食品中使用的可发酵面粉和膳食纤维（如菊粉和豆粉）而出现的问题。

学会阅读食品标签

如果想要成功地执行无麸质饮食法，你需要学会如何阅读食品标签。仅仅寻找带有"无麸质"标志的食物往往是不够的；一方面，在美国现行的商标法下一些与含麸质的食品同生产线的产品是被允许标有"无麸质"标识的。另一方面，很多食物都是天然无麸质的，但包装上不一定会有这个标签；你肯定也不想跳过这些本可以吃的食物，把自己的选择范围完全局限于那些有"无麸质"标识的食物吧。此外，还需注意偶尔会出现有"无麸质"标识的产品配料表显示含有麸质成分的情况，尽管十分罕见，但罕见并不是没有，所以你要多留心，把麸质彻底从饮食中剔除。

如果你经常阅读食品标签，可能已经注意到包装食品都含有法律规定的过敏原声明；如果一种食品含有小麦，那么在成分表的后面需要明确标示"含有小麦"。但这也不是避免阅读标签的捷径，因为标有"不含小麦"的产品不一定是无麸质的。一种不含小麦的食物可能仍然含有来自大麦、黑麦的麸质。

在阅读配料表时，你需要记住麸质的常见伪装。

大麦、大麦麦芽、麸皮、面包屑、含溴酸盐的面粉、干小麦、蛋糕粉、北非小米、硬质小麦、单粒小麦、二粒小麦、强化面粉、淀粉、法老小麦、面粉、谷蛋白、全麦面粉、水解植物蛋白、卡姆小麦、麦芽（及麦芽提取物、麦芽调味料、麦芽糖浆）、松饼粉、（除无麸质燕麦外的）燕麦和燕麦粉、低筋面粉、薏仁、菲罗酥皮、黑麦、面筋、粗粒小麦粉、（除无麸质酱油外的）酱油、斯佩耳特小麦、黑小麦、小麦、小麦淀粉、小麦胚芽、麦麸。

了解哪些食物中有麸质

如果你想吃得再舒服一点，就得熟悉麸质一般会存在于哪些食物中。因为不是所有的食品包装或者餐馆菜单都会标示出含麸质食物，所以在你执行无麸质饮食法时，可以查阅和参考表10-1，尤其是去一家从未去过餐厅时。

表10-1 含麸质食物清单

品类	由该品类加工制成的食品和饮品
小麦类	面包、卷饼、玉米饼、贝果、皮塔饼、英式松饼、牛角面包、比萨饼底 意大利面、通心粉、乌冬面、荞麦面、拉面 馄饨、水饺、煎饺、意大利饺子 蒸粗麦粉食物 煎饼、华夫饼、法式吐司、可丽饼 面粉、面包屑、日式面包粉、薄饼粉（以及由它们制成的食物，如面包屑鸡排、油炸食品） 饼干、面包条、椒盐脆饼、薄饼 小麦奶油、麦片 即食麦片，包括麸皮麦片 饼干、蛋糕、松饼、糕点、烤饼（包括玉米面包和玉米松饼） 能量棒、蛋白质棒、膳食纤维棒和格兰诺拉麦片棒 肉汁、浓酱汁（尤其是白色、黄色或棕色的酱） 添加酱油的亚洲菜肴、腌料或调味品 啤酒和相关原料（如酿酒酵母）
大麦类	含大麦的汤或炖菜 杂粮早餐麦片 含大麦麦芽调味料的食品（薯片、休闲食品） 啤酒 麦芽醋 以麦芽酒为主的饮料 Pero无因咖啡

品类	由该品类加工制成的食品和饮品
黑麦类	黑麦面包 某些斯堪的纳维亚风味的脆饼干 粗裸麦面包或饼干 杂粮麦片

注意隐藏的麸质成分

无麸质饮食的基本原则非常简单，你只需要花稍许时间学会如何阅读食品标签，以确定食物是否安全。但对刚接触无麸质饮食的人来说，找出隐藏在餐馆菜单、药品柜、咖啡馆、节日大餐和糖果里的麸质可能并非一件易事。表 10-2 是麸质在食物中的藏身之地。

表 10-2　食物中隐藏的麸质

| 餐馆 | **日本菜**
酱油（以及任何添加酱油的菜）
沙拉上淋的姜汁
味噌汤（味噌酱可能是以大麦为底料制成的）
人造蟹肉（寿司卷中常用）
寿司上的薄脆
天妇罗
乌冬面、拉面或荞麦面
照烧鱼或肉
欧洲菜
各种三明治或卷饼
肉丸、肉饼、植物基汉堡、火鸡或三文鱼汉堡、蟹饼，以及任何其他需要"黏合剂"（通常是面包屑）的蛋白类食物
肉汁和各种白色、黄色或棕色的酱汁（里面都会放面粉）
类似炸奶酪条、炸虾在内的裹有面包糠的油炸食物
与裹有面包糠的食物共用一个炸锅的油炸食物
煎鸡肉或煎鱼（可能肉上会裹了面粉）
土豆泥或含有土豆泥的汤
牛排店
炙烤/油炸过的开胃菜（如洋葱圈、面包屑炸虾）
蟹饼
含有面包丁的沙拉或撒有山羊奶酪的沙拉
芝士通心粉
大多数甜点 |

续表

餐馆	**意大利菜** 意大利面和比萨 裹有面包屑的开胃菜（如炸鱿鱼） 酿蘑菇或酿叶类蔬菜（一般会含有面包屑） 有面包丁的沙拉 帕尔马奶酪鸡肉/茄子（肉片或茄子上会裹有面包糠） 用除番茄酱外其他酱料制作的鸡肉或肉类菜肴，如玛莎拉酱（这些酱中添加面粉酱汁会变稠） **中餐** 捞面或其他面 云吞、饺子 蛋卷 大多数炒菜用的棕色酱汁/调味品（里面会有酱油或蚝油，二者都是含麸质的调料） 搭配木须肉的卷饼 各种荤菜 **墨西哥菜** 墨西哥卷饼 墨西哥玉米饼（你可以要求餐厅用玉米粉替代面粉） **东南亚菜（泰国菜或越南菜）** 添加了酱油、老抽或蚝油的炒菜 使用鸡蛋面或小麦面而不是米粉制作的面食 需要油炸的开胃菜，如炸春卷和炸馄饨 咖喱泡芙 脆葱（越南汤的配料） 越南法棍三明治 **南亚菜/西印度菜** 各种面包：馕、印度飞饼、印度炸面包、印度薄饼、印度烤饼 开胃菜：咖喱角、炸蔬菜 含淀粉的食物 多萨（印度南部的一种薄煎饼，通常用发酵的米和豆面糊制成，可搭配各种咖喱和酱料食用） 甜品：印度糖油果子、酥皮糕点
药品	包衣或填充物由小麦淀粉制成的药片 用小麦糊精制成的膳食纤维补剂 变性淀粉或被列为非活性成分的淀粉
糖果	甘草糖 糖衣杏仁 裹有巧克力的脆米片、华夫饼或饼干 麦芽球
咖啡店 饮品	某些南瓜风味咖啡 某些添加了含麸质糖浆的拿铁 含有大麦芽成分的草药茶（注意阅读配料表！） 用大麦制成的一些咖啡替代品

注意可能与谷蛋白交叉感染的情况

一些有乳糜泻问题的人可能会因为摄入了一两粒面包屑中的麸质就引发乳糜泻。因此，仅仅不吃含麸质的食物是不够的。你还需要注意其他貌似安全的食物，确保它们不会与含有麸质的食物有任何的接触，避免其沾染到微量麸质的可能。无麸质食品和含麸质食品会出现交叉的常见情况包括以下几种。

- 由未经筛除麦粒处理的普通燕麦制成的燕麦片、格兰诺拉麦片和格兰诺拉麦片棒。注意：根据美国相关法律规定，这些食品可以贴有"无麸质"标识。
- 既提供普通比萨，又提供无麸质比萨的比萨店（制作过程中有可能无麸质比萨上会沾上面粉）。
- 既提供普通意面，又提供无麸质意面的餐馆（煮面时可能会使用同一锅水煮）。
- 餐馆里的薯条（炸薯条的油锅可能还炸过裹着面包糠的一些小食，如炸奶酪条、炸洋葱圈和面包糠炸虾）。
- 使用同一个弹出式烤面包机烤的普通面包和无麸质面包（面包碎屑可能会附着彼此）。
- 抹普通面包和无麸质面包都用同一罐花生酱、奶油奶酪、果酱或黄油（餐刀上的面包屑会进入酱里）。

本章节的结束也意味着与肠道问题有关的几种腹胀基本已经全部介绍完毕。如果读完这一章节你还没能找到你的腹胀原因，我建议你可以重新看一下最初的问卷结果，重新评判是否其他章节会更符合你的情况。如果，你已经确信自己找到了自己的腹胀原因，那么接下来就让我们进入第四部分，更深入地探索一下膳食纤维的作用，并且寻找能够帮助你控制腹胀的最佳饮食疗法。

治疗腹胀的
营养疗法

第 **11** 章

学会利用膳食纤维

　　人们对膳食纤维这种营养物质的认识不是很全面，甚至存在着误解和曲解。至少我的大多数患者认为膳食纤维唯一的作用就是能通便、通气。然而，实际上膳食纤维的作用有很多！当你为腹胀困扰时，如果能够了解不同类型膳食纤维的细微差别，它们就能为你所用，成为帮助你实现健康饮食、控制腹胀的"秘密武器"。

—— 了解膳食纤维 ——

何为膳食纤维？我们为何要补充膳食纤维？

膳食纤维是一类来自植物的碳水化合物。不同于其他碳水化合物，我们人体缺乏消化膳食纤维的酶，因此无法分解它并从中获取能量。这里，有两点需要我们特别注意。

首先，膳食纤维不能被人体消化，最终以粪便形式排出体外。颜色鲜艳的高膳食纤维食物碎比较容易被看到。所以，如果你在粪便中看到了玉米粒、番茄或甜椒皮、猕猴桃籽、亚麻籽、蓝莓皮、菠菜叶、碎坚果、藜麦等，也不要惊慌。这并不意味着你对这些食物不耐受，也不代表你没有吸收这些食物中的营养。这只能说明膳食纤维在发挥它的作用而已。在不成形的、松软的粪便中，更容易发现膳食纤维，因为这种粪便容易暴露在外的内容物更多。

其次，膳食纤维所能提供的能量非常有限。因为膳食纤维无法被小肠中的消化酶消化，所以也就意味着膳食纤维中所储存的能量无法被人体吸收。（不过肠道细菌在发酵某些类型的膳食纤维时可能还是会释放少量的能量。）因为膳食纤维会占据胃里的空间，但又不会提供太多的能量，也就是说，它能提供饱腹感，让你远离高能量食物。所以高膳食纤维饮食通常有助于控制体重。

需要明确的一点是，膳食纤维来自植物，所有动物蛋白类食物（肉、蛋、奶）以及动物脂肪类食物（如猪油和黄油）中都不含膳食纤维。而豆类、坚果等植物蛋白类食物中除了含有膳食纤维，还含有人体可吸收的蛋白质、脂肪和淀粉。

从不同食物中摄取膳食纤维对健康有很多益处。吃高膳食纤维食物的人超重的可能性较低，患 2 型糖尿病或心脏病的风险也较低。2 型糖尿病患者也可以通过高膳食纤维饮食更好地控制血糖，而心脏病患者则可以通过高膳食纤维饮食更好地控制胆固醇水平。高膳食纤维饮食可以预防多种癌症，尤其是一些与消化系统相关的癌症，如结肠癌、食管癌和胃癌等。换句话说，在自己可承受的范围内尽可能多食用高膳食纤维食物的这一做法对健康绝对是大有裨益的。

我的患者经常会问我每天应该吃多少膳食纤维。这个问题其实很难回答，因为每个人的身体对膳食纤维的需求和耐受度都是不同的。单纯从客观的健康角度来考虑，女性最好每天摄入 25 g，男性每天应摄入 38 g。（目前美国人平均每天的膳食纤维摄入量仅在 11~14 g）。如果你想要了解并记录自己日常饮食中的膳食纤维摄入量，你可以使用智能手机中的应用程序，它们能够在你记录饮食时自动计算出膳食纤维摄入量。

但是，如果你有消化问题，就没有所谓"正确"的膳食纤维摄入量了。我曾遇到过一些有慢性便秘问题的女性患者，她们每天摄入的膳食纤维量超过 40 g，另外还会服用很多镁补剂，但即便如此，她们也要隔两天才能勉强排便一次。另一方面，我有一些因胃轻瘫而严重腹胀的患者，由于对膳食纤维耐受度很低（每天摄入不能超过 10 g），只能从一些类似水果奶昔和蔬菜汤类的软和食物中摄取膳食纤维，但他们还是能够正常、有规律地排便。有消化问题的人能承受的最大膳食纤维量，或者说能够有助于促进消化的膳食纤维摄入量，就是所谓的"正确"的量。

膳食纤维的不同种类

膳食纤维有多个种类。我们的食物中含有许多不同类型的膳食纤维，它们在我们消化道中的表现也大有不同。不同类型的膳食纤维的差异主要表现在以下几个方面。

- 保湿锁水能力：不同类型膳食纤维之间一个很大的区别在于它们的保湿锁水能力，或者是它们的可溶度。可溶性膳食纤维溶于水之后，能够形成黏稠的凝胶状，锁住粪便中的水分，从而保持粪便柔软、成形、易于排出。你可以把可溶性膳食纤维想象成"便便胶"，它可以把粪便块黏合在一起，形成更完整的类似圆柱形的粪便，这样的粪便更容易被排出体外。不可溶性膳食纤维则无法溶于水，这意味着它们只会使粪便块变多，但不会增加粪便的黏性。

  更形象一点，你可以将可溶性膳食纤维想象为速溶燕麦片，在倒入水中后，它会像燕麦片一样吸收水分，并且逐渐变得黏稠。这就是可溶性膳食纤维在肠道中的作用。再想象一下把一大片生菜浸入水中，它只会被水沾湿，但形状不会有任何变化。这里的生菜就好比是肠道中的不可溶性膳食纤维，它在进入肠道后形状不会变化，无法让粪便保持水分，但会使得粪便块变多。

  不可溶性膳食纤维为主的饮食会让你粪便块增多，但无法形成完整的类似圆柱形的粪便。如果你的大肠运输时间正常，那么这些粪便块可能会呈柔软蓬松状。而如果你的大肠运输速度较慢，这些粪便块也可能会是坚硬的类似兔子粪便的粪球。对便秘患者来说，理想状态是达到两种膳食纤维的平衡——不可溶性膳食纤维增加粪便体积，刺激大肠蠕动、促进排便；而可溶性膳食纤维则保持粪便的湿润成形，使其最终易于排出。

- 对消化道运输时间的影响：因为不可溶性膳食纤维会增加粪便体积，且无法保持粪便湿润，所以它会加快食物和消化废物在肠道中的运输速度，这对慢性便秘患者会有帮助。与之相反，可溶性膳食纤维会导致粪便黏稠的特性则可以减缓粪便在肠道中的运输速度，从而对一些

144

腹泻或者排便过频过急的患者有帮助。可溶性膳食纤维可以吸收粪便中多余的水分，使粪便成形，不会过于松散，因此患者可以一次排出更多的粪便，这可以减轻频繁排便给他们造成的困扰。

- 可发酵性（导致胀气的可能性）：一些高发漫膳食纤维很容易被大肠中的细菌发酵，从而产生大量的气体。而其他一些低发漫膳食纤维则不容易被大肠中的细菌所发酵，因此不太可能会产生太多气体。我们在第 13 章详细介绍了有关发漫成分的内容，但此处，你只需记住高发漫膳食纤维容易导致胀气，而低发漫膳食纤维不易导致胀气即可。

—— 哪种膳食纤维最适合你？——

如果你本身没有什么消化问题，那无须考虑太多关于膳食纤维的种类、质地和数量的问题。但是，既然你已经阅读本书，想必多少会有这方面的困扰，因此还是需要注意你所摄入的膳食纤维的种类和数量。一个行之有效的方法是将高膳食纤维食物按照可溶和不可溶、易发酵和不易发酵进行分类。分类之后，你就能更好地知道哪些高膳食纤维食物更有助于促进你的消化。

虽然每个人对膳食纤维的耐受度都不同，但是在选择膳食纤维治疗腹胀时通常有以下两条黄金准则。

- 如果你容易腹胀，那么一般会对一些富含可溶性膳食纤维的低发漫食物更加耐受。这些食物对你的消化系统刺激最小，最不容易导致胃大幅扩张或者刺激大肠蠕动，产生气体的可能性也较低。表11–1的左下部分列举了一些符合这一标准的食物。
- 如果你容易腹胀，那么一般最难以忍受的是那些富含不可溶性膳食纤维和高发漫成分的食物。一些源于胃部的腹胀问题的患者虽然可以吃这些食物，但是也需要是质地较为软和的汤、冰沙或者果酱才行。无论对有哪种腹胀的患者来说，如果吃未经加工的、完整的这类食物还是会引发症状的。此类食物在表11–1的右上部分也给出了相关例子。

至于上述没提到的表格中其余的两类食物，你对它们的耐受度更多取决于你的腹胀类型。

表 11-1　常见的高膳食纤维食物分类

	富含可溶性膳食纤维的食物	富含不可溶性膳食纤维的食物
高发漫食物	（去皮）苹果、苹果酱 杏 牛油果 甜菜 西蓝花 菜花 凉薯 芒果 蘑菇 油桃 洋葱 桃子 梨 珍珠麦 李子、西梅 西瓜	洋蓟 黑豆、白芸豆、花豆 黑莓 卷心菜 芹菜 樱桃 鹰嘴豆 毛豆（水煮） 羽衣甘蓝 扁豆 豌豆 石榴籽 麦麸
低发漫食物	哈密瓜 胡萝卜 奇亚籽 小柑橘 黄瓜（去皮） 四季豆 甜瓜 猕猴桃 燕麦片、燕麦麸、燕麦粉 橙子 木瓜 藜麦 红薯（去皮） 橘子 南瓜 西葫芦	芝麻菜 豆芽 蓝莓 白菜 玉米 茴香 亚麻籽（最多 2 茶匙） 葡萄 生菜 花生 辣椒 菠萝 爆米花 南瓜子 芝麻 菠菜 草莓 葵花子

如果你是源于胃部的腹胀

无论导致你腹胀的是胃轻瘫、腹膈协同失调、典型性消化不良还是功能性消化不良，那么在选取高膳食纤维食物时，食物的质地和形式要比是否可溶以及发漫成分含量多少更为重要。像绿叶菜、水果和非绿叶蔬菜的外皮、种子和麸皮等不可溶的高膳食纤维食物往往体积较大，且质地偏硬，未经加工就容易引起腹胀。所以，在吃这类食物时需要对它们进行预处理加工，比如榨汁、去皮、煮熟、做成汤或磨成粉等。一份搭配着苹果片的羽衣甘蓝沙拉会是胃的"梦魇"，但一小份羽衣甘蓝苹果奶昔则会是胃的"福报"。

不过，可溶性膳食纤维含量高的食物即使没有经过预处理，食用后也不太容易引起腹胀，因为这种膳食纤维更柔软湿润，需要的胃排空时间也更短。富含可溶性膳食纤维的食物包括煮熟的谷物、一些去皮去籽的水果、如甜菜和胡萝卜等根茎类蔬菜。如果你的腹胀是胃部问题引起的，那食物的发漫成分含量就没有太大影响（除非你的肠道也有问题，容易因此便秘和胀气）。由于胃里没有细菌，所以发漫成分并不会在胃里造成胀气。因此，即使是一些发漫成分较多的食物，只要烹饪得当，比如打成泥状或者制成浓汤，也是个不错的选择。

如果你的腹胀是因为对豆类或其他一些蔬菜中的高发漫碳水化合物不耐受，那通常来讲你更适合食用一些低发漫的高膳食纤维食物（表 11–1 中有举例）。另外，我会在第 13 章给出更详细的列表，告诉你哪些食物中含有除糖外的高发漫碳水化合物，这样你就可以为自己创建安全的食物列表，并根据自己的耐受水平定制饮食方案。

如果你是源于肠部的腹胀……

这种情况就需要你更加注意作为膳食纤维来源的食物中发漫成分的含量，因为高发漫食物会导致肠道中有很多气体。一般而言，高发漫的高膳食纤维食物不仅对有小肠细菌过度生长问题的人不友善，而且也会让那些肠道中粪便堆积过多的便秘者痛苦不已。不过，大多数有小肠细菌过度生长问题的人在病症得到治愈前对低发漫的高膳食纤维食物都有很好的耐受度，无论其是可溶性的还是不可溶性的。

　　如果你有便秘或者粪便堆积过多问题，那么高发漫食物分解所产生的气体会被困在粪便的后面，导致严重的胀气和胀痛。（一旦便秘有所缓解，开始能够排便了，那你对一些高发漫的高膳食纤维食物的耐受度可能会增加。）如果便秘是由肠易激综合征或大肠运输缓慢引起的，那你对所有的低发漫的高膳食纤维都能很好地耐受，包括可溶性膳食纤维和不可溶性膳食纤维。但是，如果你的便秘是盆底功能障碍引起的，那就需要限制不可溶性膳食纤维的摄入量，只摄入少量低发漫的可溶性膳食纤维，直到病症得到有效治疗。由于盆底功能障碍会导致参与排便的肌肉无法正常排出粪便，所以摄入大量的膳食纤维只会导致粪便越来越多。如果膳食纤维中大部分还是不可溶性膳食纤维，那么它们就会在这个过程中逐渐变得干燥，从而加剧堵塞。

　　如果你的腹胀是对乳糖、果糖或糖醇吸收不良引起的，那么只要不吃含有这些成分的食物就可以。在此基础上，无论是可溶性膳食纤维，还是不可溶性膳食纤维，你都可以放心摄入。如果你对果糖或糖醇不耐受，第 9 章的表 9–2 和表 9–3 列出了你需要避开的一些食物。不在表格中的食物你都可以放心食用。所有含膳食纤维的食物均不含乳糖，所以无须多虑。

膳食纤维补剂

当单纯通过饮食调整已经无法改善排便不规律或排便不顺畅的问题时，膳食纤维补剂就有了用武之地。可溶性膳食纤维补剂能够减缓肠道的快速反应，缓解腹泻症状，也能帮助那些虽然能够定期排便但总是感觉"排不干净"的人更好地排空粪便。而不可溶膳食纤维补剂和车前子壳补剂则更适合帮助肠道蠕动缓慢的人更好地通便。具体的可供选择的补剂品牌请见第14章。

如果你不仅排便有问题，还容易腹胀的话，那在选择膳食纤维补剂的时候就需要格外小心。膳食纤维补剂可能对腹胀很有帮助，也可能会加重腹胀，这取决于你的腹胀类型和你正在考虑使用的膳食纤维补剂的类型。膳食纤维会减缓胃排空的速度，所以那些源于胃部的腹胀的患者，尤其是因胃轻瘫、腹膈协同失调和功能性消化不良而腹胀的人，通常都不太适合补充膳食纤维。不过，膳食纤维补剂通常不会引发胃酸型腹胀，所以如果你容易消化不良，而且排便困难的话，膳食纤维补剂则可以作为你日常饮食的一个有益补充。

如果你的腹胀起源于肠道，那么选择膳食纤维补剂需考虑以下问题。

- 如果你的便秘是由盆底功能障碍引起的，那么在服用膳食纤维补剂前应先咨询医生。如果你的肌肉不能很好地协调让粪便通过，那么再额外以补剂的形式摄入大量膳食纤维并不能有助于通便，反而会进一步增加消化系统的压力，使腹胀情况变得更糟。但是，如果你的盆底功能障碍具体表征是肌肉过度松弛或直肠膨出（详见第7章），那么服用可溶性膳食纤维补剂可以让粪便更成形，使它们更容易排出。

- 有肠易激综合征或慢传输型便秘问题的可以服用膳食纤维补剂，但这通常不是我的首选建议。我的一些有肠道粪便堆积过多问题的患者曾描述说，当他们补充膳食纤维时，感觉就像"吞下了一块砖"，感觉它卡在了堆积的粪便后面。相比之下，我的一些有轻度的阿片类药物相关性便秘问题的患者，在服用第 7 章和第 14 章中介绍的非处方泻药或补剂的基础上，额外服用一些膳食纤维补剂是有助于缓解便秘的。但是对于严重的阿片类药物相关性便秘问题的患者，我并不会推荐膳食纤维补剂，因为它真的会导致粪便变成"砖块"。

- 如果你有小肠细菌过度生长导致的腹泻，那么服用可溶性膳食纤维为主的补剂有时能够帮助你改善粪便形态，减少如厕的频率和紧迫感，同时又不会让腹胀更严重。此外，相比于一些作为益生元销售的易发酵的膳食纤维，这类患者对低发漫的膳食纤维补剂会更耐受。我还会建议他们避开任何含有益生菌的膳食纤维补剂，因为这类患者体内的细菌已经足够多，不需要再额外补充细菌。

- 如果你的腹胀或肠道紊乱是由包括乳糖不耐受、果糖不耐受、乳糜泻或者严重的胰功能不全等吸收不良问题引起的，那膳食纤维补剂的作用也不会太大。不过，在已经很好地控制住了自己的乳糜泻症状之后，再使用膳食纤维补剂来解决一些与乳糜泻无关的消化问题，如便秘或者肠易激综合征引起的腹胀，是完全可以的。但要注意确保你选择的是无麸质的补剂；选择时，可以参考第 14 章给出的建议。

第**12**章

温和饮食法

　　如果你通常在进食后胃胀气和腹痛加剧，那么改变饮食结构可以缓解症状。质地较软的食物可以让胃更快清空，而这意味着胃不会长时间分泌胃酸。质地较软的食物还能最大限度地减少饭后的胃部的扩张，从而减少胃对大肠的刺激以及可能会出现在有便秘型腹胀问题的患者身上的下腹部痉挛（详见第 7 章）。

—— 认识温和饮食法 ——

　　温和饮食法是指吃一些软和、湿润的食物。这些食物可以是高膳食纤维的，可以是低膳食纤维的，也可以是介于两者之间的，这取决于你的需要和耐受性。然而，执行温和饮食法时，大多数膳食纤维应该来源于成熟的去皮水果、煮熟的蔬菜和质地较软的谷物，因为它们没有果皮和麸皮，也不会有质地粗糙需要很长时间才能被消化的大块。绿叶蔬菜、较硬的或带皮带籽的水果、豆类、坚果等最好避免食用，除非是打成泥状。对许多长期执行这种饮食法的人来说，拥有一台高性能料理机是非常有必要的。

　　一般来说，坚持温和饮食法的人应该少吃脂肪，这也就意味着要少吃油炸食品，少吃酱汁，少吃较油腻的肉。之所以要少吃脂肪，是因为脂肪会减缓胃排空的速度，延长所谓"食物宝宝"在胃中停留的时间（第 3 章），也会让功能性消化不良引起的胃扩张的不适（第 5 章）更加严重。另外，高脂肪的食物还容易引发胃食管反流，所以对胃酸型腹胀的人来说也是噩梦（第 4 章）。

•—— 温和饮食法的食物选择建议 ——•

水果

执行温和饮食法时可以吃水果，且吃水果也能够让你在即使没有吃很多粗粮的情况下通畅地排便。选择水果的诀窍在于选择那些能够迅速在胃里被液化的水果，这样就不需要很多时间来等待胃酸发挥作用。

当执行温和饮食法时，水果的食用量也是一个重要的考虑因素。例如，西瓜的瓜肉质地柔软。从质地角度来说，西瓜可以说是完美的，但我的患者吃了太多的西瓜后仍然会腹胀。喝奶昔也会出现类似的问题；它们的液体质地对执行温和饮食法的人来说是无懈可击的，但喝奶昔时很容易忘记控制食用量，这会导致明显的腹胀。市售的奶昔通常在 480~960 ml，你仅需几分钟就会喝完。所以，你可以选择 240~480 ml 的小杯奶昔，慢慢啜饮。

如果你还有胃食管反流问题，那可能对一些酸性较高的水果难以忍受（尽管它们不一定会加重胃食管反流）。不过，如果经过治疗，反流症状得以控制，这些酸性较强的水果就不再是问题。在表 12–1 中我已用星号（＊）标出一些可能不适合有胃食管反流问题的人的食物（即使是加工或泥状也还是不适合）。

表 12-1 质地偏硬的水果或水果制品与质地偏软的水果或水果制品

质地偏硬的水果或水果制品（不可选）	质地偏软的水果或水果制品（可选）
带皮、果皮较厚、带薄膜或籽多的水果： 苹果、莓果类*、樱桃、葡萄柚和柚子*、葡萄、菠萝*、百香果*、柿子、石榴籽	去皮的、成熟柔软的或皮很薄且无籽的水果： 杏（一次 2 个）； 香蕉； 小柑橘（一次 2 个）； 成熟的梨（一次 1 个）； 哈密瓜、甜瓜、西瓜等成熟的瓜（一次 2 杯的量）； 木瓜（一次 1~2 杯）； 软桃、软李子、软油桃（一次 1 个中等大小的）； 成熟的芒果（一次 1 个中等大小的）； 菠萝罐头或其他水果罐头
粗糙、口感偏硬的果干： 葡萄干、椰枣、西梅干、杏干、芒果干、无花果干	水果泥： 儿童果泥、西梅泥或梨子泥、由左栏水果制成的果昔（喝时注意小口慢慢喝）、由纯果泥和酸奶做的冰棒 经过加工的水果： 苹果酱、烤苹果（去皮）、煮熟的糖渍水果、蔓越莓酱

蔬菜

在执行温和饮食法时避免体重增加过多或便秘的诀窍是定期在饮食中加入质地软和的蔬菜。遗憾的是，沙拉中常用的生蔬菜是胃胀气的最大诱因。有些人可以食用作为开胃菜的小份沙拉，特别是如果沙拉中用的是更软和的嫩菜叶而非罗马生菜。如果你有胃酸型腹胀（第 4 章），小份沙拉最好是在餐后吃。此外，你需要开发属于自己的蔬菜食谱。

有些蔬菜富含自然产生的亚硝酸盐，这会引起易感人群的胃食管反流，尤其是在生吃时或榨汁饮用时。还有一些酸性较强蔬菜（如番茄），也会加重易感人群的胃食管反流症状。在表 12-2 中，我已用星号（*）标出一些酸性较强或亚硝酸盐含量较高的蔬菜。因为这些蔬菜的营养价值非常高，所以除非它们真的会引起胃食管反流，不然不要轻易舍弃它们。

表 12-2　质地偏硬的蔬菜或蔬菜制品与质地偏软的蔬菜或蔬菜制品

质地偏硬的蔬菜或蔬菜制品（不可选）	质地偏软的蔬菜或蔬菜制品（可选）
用于制作小份沙拉的蔬菜： 　球生菜、罗马生菜、生菠菜、生羽衣甘蓝 卷心菜： 　卷心菜沙拉或凉拌卷心菜、酸泡菜	烤甜菜搭配山羊奶酪沙拉 牛油果沙拉搭配少量的生蔬菜 用去皮去籽的黄瓜做成的凉拌黄瓜 绿叶蔬菜汁、番茄汁（甜菜*汁或芹菜*汁可能因亚硝酸盐含量高而引起胃食管反流） 西班牙冷汤* 可耐受的作为开胃菜的小份嫩叶蔬菜沙拉（咀嚼起来超级棒）
蘸鹰嘴豆泥或者其他酱吃的生蔬菜： 　芹菜条*、迷你胡萝卜、生甜椒丝、生西蓝花或菜花 煮熟后仍旧较硬、难嚼的蔬菜： 　西蓝花、羽衣甘蓝、芦笋、欧洲萝卜、甜豌豆、洋蓟、球芽甘蓝、卷心菜	搭配酱料食用的熟蔬菜（蒸熟、焯熟或煮熟，每次分量仅限 1 杯）： 　蒸熟的迷你胡萝卜 　蒸软的西蓝花或菜花 　烤熟且去皮的红甜椒 煮熟后口感较软的蔬菜（每次分量控制在 1/2~1 杯）： 　切碎、蒸煮过的菠菜* 　煮熟的四季豆 　煮南瓜 　煮熟的胡萝卜、茄子（去皮）、芦笋片、甜菜 　烹饪至熟的西葫芦（最好去籽）

谷物

　　执行温和饮食法的人最好是将精制谷物和经过加工的全谷物搭配着混合食用。经过加工的全谷物类食品包括全麦面包、全麦饼干、燕麦片或冷冻华夫饼。拿燕麦类食品来说，煮熟的钢切燕麦和脆谷乐都是由燕麦制成的，但是二者的质地却有着天壤之别。虽然它们都是全麦食品，但是相比于由磨碎的全麦面粉做成的脆谷乐，钢切燕麦的嚼劲和其中的麸皮使得胃需要花更长的时间排空它们。

　　另外，你还需要考虑某些全麦食物中膳食纤维的含量差异。拿糙米和大麦为例，虽然两者都是全谷物，但糙米的膳食纤维含量远低于大麦。因此，一些容易出现源于胃部的腹胀的人可能对糙米的耐受度更高。

　　你需要不断地尝试，这样才能找到最耐受的，也是最健康的饮食选择。所以在选择时要学会注意食物本身的物理性质，回想食材在煮熟后咀嚼时的口感和质地。如果连蹒跚学步的孩童也感觉很好嚼，那就说明你的选择是正确的。表 12-3 中列出了不同质地的谷物。

表 12-3　质地偏硬的谷物食物与质地偏软的谷物食物

质地偏硬的谷物食物（不可选）	质地偏软的谷物食物（可选）
高纤早餐麦片（每份膳食纤维含量大于 5 g）： 　碎小麦类谷物，包括维他麦和迷你小麦 　葡萄干麸皮片 　麸皮 　葡萄干果仁麦片 　燕 麦 片， 玉 米 片， 如 All-Bran、All-Bran Buds、Fiber One、Kashi GoLean 品牌和 Trader Joe's 自有品牌的 Twigs, Flakes & Clusters 　格兰诺拉麦片和什锦麦片	膳食纤维含量适中（每份 3~4 g）的含有谷物的精制麦片： Wheaties、Total、Oat Bran Flakes、Cheerios、Life、Barbara's Puffins 或 Multigrain Spoonful Cascadian Farms 品牌的 Multigrain Squares 燕麦片 低膳食纤维麦片（每份 1~2 g）： Special K、Rice Krispies、KiX、Corn Flakes、CheX 品牌的各种麦片（除 Wheat CheX 外）、CrispiX 注意：上面所列出的低膳食纤维麦片因为本身容易消化，所以一些胃排空时间正常的人吃时，可能会出现短暂的血糖水平升高。因此，前驱糖尿病患者和 2 型糖尿病患者不适合食用这类麦片
烹饪过仍质地较硬、有嚼劲的谷物： 　钢切燕麦 　大麦 　小麦浆果 　野生稻 　小麦 　高粱 　全麦意面 高脂肪面食： 　方便面 　外卖捞面	低膳食纤维或者质地细腻的烹饪过的全谷物和精制谷物（每次最多 1 杯）： 　速溶燕麦片或即食燕麦片 　煮熟的米糊或荞麦糊、燕麦糊 　蒸粗麦粉（普通小麦或全麦） 　糙米 　白米（包括黄米） 　玉米粥或玉米糊 　藜麦 　意大利面、通心粉、面条 　荞麦面 　米粉 　去皮烤土豆或烤红薯
坚果很多或者面皮很硬的面包 厚实的深色全麦坚果欧包（如 Mestemacher 品牌）	膳食纤维含量在每片 2 g 及以下的柔软的全麦三明治面包（每份限 2 片） 精制面包： 　白面包（三明治面包、英式麦芬） 　酸面包 　黑麦面 　贝果（如果较大，就每份 1/2 的量）
坚果很多的饼干或者偏硬的全麦饼干（如 Triscuits 品牌） 结实粗糙的斯堪的纳维亚风格的面包（如 Wasa、Finn Crisp 或 GG Bran Crispbreads 品牌）	由全麦粉做的全麦饼干（每份的膳食纤维含量不超过 3 g）： 　小麦薄饼、火烤蔬菜饼干（Kashi TLC）、全麦薄脆饼干（Wasa）、糙米饼（无麸质）、全麦薄脆饼干（Le Pain des Fleurs）（无麸质） 精制谷物饼干或薯片： 　皮塔饼 　脆米饼、玉米薯片 　椒盐脆饼干 　苏打饼干、米饼、黄油饼干、芝士饼干、咸饼干 　坚果薄片

蛋白质和乳制品

蛋白质类食物，尤其是动物性蛋白质类食物，天然不含膳食纤维，胃很容易将它们液化和排空。因此，如果腹胀是由胃部问题导致的，那么你通常对这种食物有较高的耐受度，但需要格外注意高脂肪的肉类和软质奶酪。因为它们的脂肪含量高，胃需要很长时间才能将它们排空。同样的道理也适用于瘦肉蛋白，如鸡肉、鱼肉和炸虾。高脂肪食物还可能导致易感人群出现胃食管反流的问题，这些人最好在日常饮食中避免这类食物，特别是有胃轻瘫（第 3 章）和胃酸型腹胀（第 4 章）的人。

但是，坚果、种子、豆类等植物性蛋白质类食物中含有膳食纤维。因此，在选择这些食物时，你需要注意它们的质地和分量，以确保胃能够迅速地将它们排空，而不会引起过多的胀气。另外，无论是吃什么食物，尤其是这种富含膳食纤维的食物，一定要细嚼慢咽！

最后，需要注意的是，即使将豆类处理得极为细腻（如鹰嘴豆泥），它们也仍然会在肠道中产生气体（放屁），这是豆类的产气特性所决定的。如果你并不觉得排气多是个问题，那么可以在表 12-4 中选择一些质地柔软的豆子，然后尝试把它们添加到你的饮食中。如果你已经有肠胀气问题，最好不要吃豆类，或者也可以服用半乳糖苷酶补剂来促进对豆子的消化，具体详见第 9 章和第 14 章。

表 12-4　不易消化的蛋白质类食物和乳制品与易消化的蛋白质类食物和乳制品

不易消化的蛋白质类食物和乳制品（不可选）	易消化的蛋白质类食物和乳制品（可选）
高脂肪食物： 较肥或比较难嚼的牛排（红屋牛排、裙边牛排、纽约客牛排、T 骨牛排、肋眼牛排） 排骨（猪肋排、牛肉短排骨、韩式牛排） 培根 羊肉（尤其是羊羔肉） 动物肝脏	偏瘦且含水量高的蛋白质类食物： 烤过、水煮过、蒸过的鱼肉 鸡（包括火鸡）肉、火腿、烤牛肉 加拿大培根 瘦肉牛排（西冷牛排） 鸡蛋、蛋花汤 由鸡（包括火鸡）肉或小牛肉做的肉丸或肉饼 金枪鱼沙拉、鸡肉沙拉、用低脂蛋黄酱制作的鸡蛋沙拉 炒过、烤过的豆腐或煮的豆腐汤

不易消化的蛋白质类食物和乳制品（不可选）	易消化的蛋白质类食物和乳制品（可选）
炸过的蛋白质类食物： 　炸鸡 　宫保鸡丁、糖醋鸡肉、芝麻鸡等 　炸虾仁、虾仁天妇罗 　炸鱼、炸鱼薯条 　萨拉米、五香熏牛肉、腌牛肉等	
用大分量的全脂芝士（如芝士酱或奶油酱）制作的炖菜或意大利面 　自制的通心粉奶酪（大部分盒装的反倒可以） 　千层面 　芝士火锅 　鸡肉茄子帕尔马干酪 　深盘比萨 　意大利白酱或干酪酱制作的意大利面 　油炸马苏里拉奶酪棒 **以奶油为主的甜点：** 　高级冰激凌（哈根达斯、Ben & Jerry's） 　芝士蛋糕 　奶昔 　全脂米布丁	**有减脂作用的乳制品或乳制品的替代品：** 　低脂茅屋奶酪 　半脱脂乳清干酪 　低脂（脱脂）希腊酸奶 　低脂普通酸奶、大豆酸奶 **全脂奶酪，制作零食或配菜食用（每次的分量不要超过 30 ml）：** 　奶酪串、芭比贝尔芝士 　意大利面或煮熟的蔬菜上撒的羊奶酪或帕尔马干酪 　在瘦肉三明治（如火鸡或火腿三明治）上放的 　小片奶酪 　普通比萨 **低脂甜点（每次控制在 1/2 杯到 1 杯之间）：** 　冷冻酸奶 　低脂冰激凌 　果子露冰激凌、水果冰棒 　低脂布丁、巧克力冰棒 　果冻
带皮的豆子和豆子制品： 　鹰嘴豆 　黑豆、芸豆、花豆、白豆 　扁豆、扁豆汤 　豌豆、豌豆汤 　熟毛豆 **坚果和种子及其制品：** 　花生、杏仁、腰果、开心果、核桃、碧根果 　南瓜子、葵花子、亚麻籽、奇亚子、芝麻 　坚果能量棒	**豆泥：** 　鹰嘴豆泥 　炒豆泥（无油） 　英式豆泥（限 1/2 杯） **以豆子为主料、质地软和的前菜：** 　素汉堡（每次限 1 个） 　豆腐 　含少量豆子的蔬菜汤（如意大利蔬菜汤） **坚果泥或坚果粉及其制品：** 　花生酱、杏仁酱、瓜子酱（限 2 勺） 　芝麻酱（限 2 勺） 　花生粉 　杏仁粉 　由坚果酱制作的能量棒

── 温和饮食法的一日食谱 ──

温和饮食没有太多的饮食限制，大多数食物都是允许食用的。即使菜单上没有沙拉，你也可以吃的很健康。你可以把自己的饮食偏好融入这种饮食法中。表 12-5 是温和饮食法的一日食谱范例。

表 12-5　各类人群的温和饮食法之一日食谱

一日饮食	吃素的人可选的方案	无忌口的人可选的方案	执行原始饮食法的人可选的方案	执行无麸质饮食法的人可选的方案
早餐	1 袋速溶燕麦搭配 1 勺花生酱 1 小根香蕉撒上肉桂粉、枫糖浆	2 片酸面包吐司 1/2 个牛油果碾成泥加盐和胡椒的炒蛋白（2 个蛋）	3 根早餐鸡肉或火鸡肉香肠 1 杯西瓜块或木瓜块 1/2 杯椰奶	从每项中选出一种食材混合： 168 g 低脂酸奶、牛奶或杏仁奶 1 个熟香蕉 1 杯冷冻水果（莓果、芒果、桃、菠萝等都可以） 1 勺分离乳清蛋白粉或有机大米蛋白粉或 1/3 杯巴氏消毒过的蛋清
午餐	1 个素汉堡，里面夹有鹰嘴豆泥、烤红甜椒以及去皮的嫩黄瓜片 1/2 个中号红薯制作的烤红薯条	1~2 个寿司卷 1 碗味噌汤	烤三文鱼（112~168 g） 1 杯烹饪过的菜花米 1/2 杯苹果泥作为甜点	2 个里面有少量牛油果酱、炒豆和口感顺滑的莎莎酱的鸡肉塔可
晚餐	烤豆腐（112 g） 1/2 杯白米饭 1 杯事先蒸过且调好味的炒蔬菜	1/2 块烤鸡胸肉（112 g） 1/2 杯土豆泥或红薯泥 1 杯蒸青豆	2 个鸡蛋，每个鸡蛋搭配 1/2 个牛油果一起烤（218 ℃ 烤 15 分钟），撒上盐、胡椒和香葱碎调味 1/2 杯南瓜泥	4~5 个用黄油或橄榄油煎的大号扇贝 1/2 杯玉米粥 1/2 杯调过味的冻菠菜泥

一日饮食	吃素的人可选的方案	无忌口的人可选的方案	执行原始饮食法的人可选的方案	执行无麸质饮食法的人可选的方案
零食	零脂希腊酸奶或椰奶等乳制品替代品 1杯生姜胡萝卜或者南瓜汤 黑巧克力（28 g） 2个去皮的猕猴桃	2个小柑橘或杏 1根半脱脂的手撕奶酪条 1/2杯芒果冰沙或冻水果冰棒 1/3杯牛油果酱和皮塔饼脆片（28 g）	金枪鱼罐头（84 g）搭配烤红薯条（28 g） 1根香蕉搭配1茶匙杏仁酱 1根由口感较软的干果和瘦肉蛋白制成的原始饮食风格的能量棒 烤海苔	1块搭配上鹰嘴豆泥的米饼 熟食店切好的火鸡肉（56 g）卷上低脂瑞士奶酪（28 g） 1/2杯低脂布丁（米布丁、巧克力布丁、西米露或香草布丁） 1杯西瓜块

第 **13** 章

低发漫饮食

　　低发漫饮食主要是通过限制某些人体不能消化的碳水化合物的摄入，尽量减少它们所产生的气体量，减轻肠道受到的刺激。因此，如果你有源于肠道问题的腹胀，低发漫饮食可能会对你有帮助。

　　低发漫成分的英文缩写是FODMAP，"F"代表着发酵的意思，表示的是这类食物有让肠道胀气的潜力。低发漫食物不容易被肠道细菌发酵，因此，即使它们富含膳食纤维，也基本不会导致肠道中产生过多的会引发腹胀的气体。低发漫饮食法是由澳大利亚莫纳什大学的研究人员开发的，为肠易激综合征、炎性肠病（如克罗恩病）等肠道疾病引发的腹胀的临床治疗带来了深刻变革。犹记得我初入行时还不知道低发漫饮食，真不敢想象我当时是怎么帮助患者的。

·—— 认识发漫成分 ——·

发漫成分的英文缩写FODMAP中的每个英文字母都对应了一种会在肠道中产生气体的食物类别。你已经知道了"F"代表的是什么，而现在你可以参考表 13–1，了解其他几个字母的含义。需要说明的是，FODMAP中的"A"只是代表连接词"and"，并无实际含义。

表 13–1　发漫成分的分类及举例

英文字母	含义	包含的碳水化合物类型	常见的食物来源
O	寡糖	果聚糖 低聚半乳糖	**果聚糖：** 小麦、大麦 洋葱、大蒜、小葱、韭葱 菊粉（菊苣根膳食纤维） 洋蓟 凉薯 **低聚半乳糖：** 所有豆类，包括扁豆、鹰嘴豆、豌豆、未发酵的黄豆 十字花科蔬菜：抱子甘蓝、西蓝花、卷心菜、羽衣甘蓝 甜菜根
D	双糖	乳糖	**乳制品：** 具体的高乳糖乳制品见第 122 页
M	单糖	果糖	**某些水果制品：** 大多数果汁或浓缩果汁 龙舌兰花蜜 含有果葡糖浆的加工食品、饮料和调味料 更多高果糖食物的例子见第 123 页
P	多元醇	山梨糖醇、木糖醇、赤藓糖醇、甘露醇、乳糖醇等	**山梨糖醇：** 水果，包括黑莓、苹果、梨、西瓜、杏、桃、油桃、李子、樱桃、牛油果（大份） 无糖果酱、果冻、糖果 维生素咀嚼片

英文字母	含义	包含的碳水化合物类型	常见的食物来源
P			**木糖醇：** 　无糖口香糖 **甘露醇：** 　蘑菇 　菜花 　荷兰豆、蜜豆 　低碳能量棒 　某些酶补剂咀嚼片 **赤藓糖醇：** 　低糖果汁或饮料 　低卡冰激凌

　　除非你有小肠细菌过度生长的问题，不然基本不太可能所有类别的发漫成分食物都会让你腹胀、胀气或腹痛。举个例子，我的一个患者吃各种含有低聚半乳糖的豆类都不曾有过腹胀，但是只要吃果聚糖就会出现严重的腹胀。

　　如果在你吃完表 13-1 中的某些食物后出现过腹胀，那么很有可能其他同类别的食物也会给你带来腹胀的困扰。例如，如果你没有乳糜泻，但小麦会给你带来腹胀和胀气，那么很有可能其他富含果聚糖的食物也会给你带来相同的症状，如洋葱（或洋葱粉）、大蒜（或大蒜粉）、洋蓟、凉薯以及其他各种含有菊粉成分的加工食品、补剂或甜味剂。

　　同理，如果你在吃下表 13-1 中的某种食物后身体并无任何不适，那么你也可能很好地耐受其他同类别食物。如果富含甘露醇的菜花不会让你感到不适，那么你吃蘑菇、荷兰豆和蜜豆同样也是安全的。

　　低发漫饮食中最重要的就是分量。换句话说，发漫成分能产生多少气体取决于你对它的摄入量。例如，小麦和洋葱都含有果聚糖，但洋葱的果聚糖含量要高很多。少量的小麦制品，比如一两片面包，可能不会引发腹胀，但是少量的洋葱就有可能引发急性腹胀。因此，我建议你可以参考表 13-1 来了解自己能吃和不能吃的食物，然后再通过一系列的尝试，摸索出你的身体能接受的不会引起腹胀的摄入量。

如果你的问题是乳糖类食物，那么你可以在吃富含乳糖的食物时伴服乳糖酶来提高对乳糖的耐受度。如果你对果糖不耐受，那么可以通过木糖异构酶这种酶补剂来提高对果糖的耐受度，从而改善症状。但是，如果这些富含果糖的食物中同时还含有其他你不耐受的发漫成分，那么这种酶就不能发挥作用了。如果你是对低聚半乳糖不耐受，那么可以服用α–半乳糖苷酶这种酶补剂来提高耐受度。有关如何使用这些补剂的更多细节，请参阅第 9 章和第 14 章。另外，非常遗憾的是，目前还没有酶补剂可以促进各种多元醇或果聚糖的消化。

为期 2 周的针对高发漫食物 排除饮食方案

　　如果你不知道哪些高发漫食物会导致你出现肠道气体和腹胀，那么可以先用一个为期 2 周的排除饮食来摸底。如果高发漫食物是问题所在，2 周的时间足够让症状得到控制。等到你的腹胀暂时消失，肚子重新恢复正常的平坦状，你就可以开始逐次在饮食中添加高发漫食物，每次只挑战一种发漫成分，直到找出祸根。

　　执行这种排除法的期间，我的很多患者会把高发漫食物视作"不健康"的食物，但其实这种认知是片面的。其实，许多健康食物发漫成分的含量都很高，而相反一些非健康食物（如薯片）反而发漫成分的含量相对很低。某种食物的发漫成分含量只能代表它所具有的导致胀气的潜力值，与营养价值的高低无关。之所以这么说，是因为严格的低发漫饮食并不是一个能够长期遵循的最佳健康饮食方案。该饮食法的开发者也一直在鼓励坚持这种饮食的患者要不断尝试，不要一直把自己困在排除所有发漫成分的境地中。

　　我的许多有源于肠部的腹胀问题的患者在坚持了 1~2 周的低发漫饮食后往往都会感觉效果出奇得好，所以为了不再腹胀，他们不愿意再继续测试他们对于这些食物的耐受极限。我认为，虽然人总是很容易沉浸在这种经历多年痛苦之后终于不再腹胀的喜悦中，但不要让这种快乐阻挡你重新挑战这些食物、找出个人诱因的步伐。请记住，在这个过程中，如果需要，你还是可以随时恢复到更严格的饮食模式的。我希望你能达成的目标是能够尽可能多地吃你能耐受的那些健康食物。

　　虽然一开始你可能感觉自己无法适应这种低发漫饮食，但是，它的益处在于你无须完全避开某一大类食物。你仍然有许多低发漫的水果、蔬菜、谷物、乳制品和植物性蛋白质类食物可以选择，而且所有的动物性蛋白质类食物你也可以放心吃。

水果

在执行低发漫饮食法时，你可以选择一些果糖和多元醇含量较低的水果，这些水果会比较易消化。见表13-2。

表13-2　执行低发漫饮食法时的水果挑选建议

高发漫水果（不可选）	低发漫水果（可选）
苹果 杏 黑莓 樱桃 无花果 荔枝 芒果 油桃 桃 梨 柿子 李子 石榴 西瓜	香蕉 蓝莓 哈密瓜 小柑橘 椰子 葡萄 甜瓜 猕猴桃 柠檬 橙子 木瓜 菠萝 芭蕉 树莓 草莓 橘子 热带水果：面包果、火龙果、番石榴、山竹、杨桃、百香果
苹果干 枣 无花果 枸杞 芒果干 西梅干	不超过1汤匙的葡萄干或蔓越莓干 不超过1/4杯的椰子片
蔓越莓汁鸡尾酒或其他没有列举在右栏中的各种果汁	只含100%纯蔓越莓汁和水（或加糖）的果汁 加"真糖"的柠檬汁 不超过1/2杯的椰子水或橙汁

蔬菜

通常，患者找我看病前已经尝试过低发漫饮食，但他们会抱怨说因为这种饮食的碳水化合物含量太高，导致他们的体重增加了不少。这时，我就会提醒他们，在执行低发漫饮食法时，很多蔬菜都可以吃，包括常见的做沙拉的蔬菜。

在坚持这种饮食时，最应该避开的是某些葱属蔬菜，如洋葱、大蒜、小葱和韭葱等；尤其要避开洋葱粉和大蒜粉，它们中的发漫成分要比新鲜的洋葱和大蒜中的更多。如果想要在维持低发漫饮食的同时又不损失这些食材的风味，你可以选择只吃绿色的葱叶部分。你也可以自制或购买添加了洋葱、小葱或大蒜的橄榄油，但需要注意的是，不要吃里面用于调味的那些洋葱或大蒜。另外，用这些蔬菜调味过的肉汤或者高汤也不能使用，因为虽然发漫成分不会渗入油中，但是会渗入汤里。见表 13-3。

表 13-3　执行低发漫饮食法时的蔬菜挑选建议

高发漫蔬菜（不可选）	低发漫蔬菜（可选）
洋葱（包括洋葱粉）	芝麻菜
大蒜（包括大蒜粉）	竹笋
小葱	豆芽
韭葱	甜椒
洋蓟	白菜
芦笋	胡萝卜
牛油果（超过 1/8 份）	羽衣甘蓝
甜菜	玉米
西蓝花	黄瓜
抱子甘蓝	茄子
南瓜	菊苣
卷心菜	姜
芹菜	青豆
佛手瓜	扁豆
茴香头	青葱、香葱（只吃葱绿部分）
凉薯	各种生菜
蘑菇	根茎类蔬菜，包括红薯、白薯、红萝卜、白萝
秋葵	卜、芜菁、欧洲萝卜、根芹菜
豌豆	菠菜
晒干的番茄	西葫芦
菊芋	瑞士甜菜
芋头	番茄（新鲜）
	栗子
	南瓜

谷物

许多人将低发漫饮食误解为是一种无麸质饮食，但其实事实并非如此。许多含有麸质的食物的发漫成分含量都很低，而许多无麸质的食物发漫成分含量很高。麸质是一种蛋白质，而所有的发漫成分都是碳水化合物，所以食物的麸质含量和发漫成分的含量其实并没有任何关系。但也有例外，因为小麦中含有果聚糖，所以在执行低发漫饮食法时虽然不用完全避开小麦，但也要注意少吃小麦食品。见表13–4。

表13-4　执行低发漫饮食法时的谷物及其制品挑选建议

高发漫谷物及其制品（不可选）	低发漫谷物及其制品（可选）
未发酵的小麦或面粉制品： 　全麦面包或白面包、卷饼、皮塔饼、玉米饼、饼干 　小麦仁 　碾碎的小麦 　意大利面、通心粉和面条（乌冬面、捞面） 　蒸粗麦粉 　谷物麦片	酸面包（小麦或黑麦） 燕麦、麦麸 藜麦 土豆 米饭、年糕、米饼 奶油米粉 玉米、玉米饼、玉米片、玉米粥 粗燕麦粉 荞麦、荞麦粥 木薯淀粉 高粱面粉 无麸质且不含左侧高发漫材质的面包、意大利面、比萨饼皮、松饼粉

蛋白质和乳制品

只有含有碳水化合物的食物才会含有发漫成分，所以所有的鸡鸭鱼肉和鸡蛋等蛋白质类食物都天然地不含发漫成分，除非在烹饪它们的过程中使用了一些高发漫的调味料。然而，乳制品和植物性蛋白质类食物的发漫成分含量则各有不同，因为乳制品中除了蛋白质之外，还含有一些碳水化合物。见表13–5。

表13-5 执行低发漫饮食法时的蛋白质类食物和乳制品挑选建议

高发漫蛋白质类食物和乳制品（不可选）	低发漫蛋白质类食物和乳制品（可选）
各类豆子，包括黑豆、白豆、芸豆等，以及毛豆 扁豆 鹰嘴豆、鹰嘴豆泥 豌豆 用大豆蛋白制作的汉堡 豆奶	牛肉 猪肉 羊肉 鸡肉 鱼肉 贝类 鸡蛋 硬豆腐 豆豉 味噌 素汉堡 杏仁奶、椰奶
开心果 腰果	花生、花生酱 碧根果 松子 澳洲坚果 核桃 栗子 杏仁（每次最多10个） 榛子（每次最多10个） 葵花子 芝麻 南瓜子 奇亚籽
牛奶 酸奶 白脱牛奶 茅屋奶酪 意大利乳糖干酪 马苏里拉奶酪 由大豆蛋白或腰果制作的植物酸奶或奶酪	无乳糖牛奶 无乳糖酸奶 无乳糖茅屋奶酪 陈年奶酪，包括切达干酪、科尔比干酪、哈瓦蒂干酪、瑞士干酪、帕尔马干酪、曼彻格干酪、康堤干酪、菲达干酪等 美式奶酪 椰奶制作的酸奶
由豌豆或大豆蛋白粉制作的植物蛋白粉 乳清蛋白浓缩粉	低发漫甜味剂（添加大米、南瓜子蛋白的或添加乳清分离蛋白的）

甜味剂、香料或调味品

加工食品、饮料和调味品中都可能含有高发漫成分，容易导致腹胀的易感人群出现腹胀。因此，学会阅读食品标签很重要。选择以下这些食品的时候，一定要特别注意：格兰诺拉燕麦棒、蛋白质棒、膳食纤维棒；蛋白粉；

植物蛋白饮料；任何表明低糖、无糖或无添加糖的加工食品；酸奶（如能量只有 0.08 千卡的轻酸奶或能量为 0.1 千卡的希腊酸奶）；冰激凌（如每 30 g能量低于 0.3 千卡）；无麸质的饼干、面包、华夫饼；无糖的糖果和口香糖、软饮和苏打水。见表 13–6。

表 13-6　执行低发漫饮食法时的甜味剂、香料或调味料挑选建议

高发漫甜味剂、香料或调味料（不可选）	低发漫甜味剂、香料或调味料（可选）
龙舌兰花蜜	糖（白糖、冰糖、棕榈糖）、安赛蜜
固态玉米糖浆	阿斯巴甜
赤藓糖醇	大麦麦芽糖浆
果糖、结晶果糖	糙米糖浆
浓缩果汁（如浓缩梨汁）	红糖
果葡糖浆	葡萄糖
蜂蜜	右旋糖
菊粉	枫糖浆（100% 纯天然）
转化糖	黑蔗糖浆
乳糖醇	糖精
乳糖	甜叶菊
甘露醇	三氯蔗糖
山梨糖醇	芥末
木糖醇	蛋黄酱
雪莲果糖浆	醋
番茄酱	柠檬汁、酸橙汁
牛油果酱	英式辣酱油
香蒜酱	鱼酱
是拉差辣椒酱	酱油
索菲托酱	蚝油
蒜泥蛋黄酱	味噌酱
秘鲁阿马里洛酱	芝麻油
马里纳拉酱（含洋葱和大蒜）	塔巴斯科辣酱（原味）
烧烤酱	不含洋葱和大蒜粉的干香料
沙拉酱	新鲜或干燥的香草
肉汤或高汤	新鲜辣椒
洋葱粉	黄油
大蒜粉	
Mrs.Dash 品牌的调味料	
Goya adobo 品牌的调味料	
Sazón Goya 品牌的调味料	
浓汤宝	

·── 低发漫饮食法的一日食谱 ──·

低发漫饮食不会完全限制某类食物，所以你可以根据自己的饮食习惯来调整饮食计划，也可以参考表 13-7 提供的食谱范例。

表 13-7　低发漫饮食法之一日食谱

一日饮食	吃素的人可选的方案	无忌口的人可选的方案	执行原始饮食法的人可选的方案	执行无麸质饮食法的人可选的方案
早餐	混合杏仁片、奇亚籽或南瓜子的纯燕麦 蓝莓	脆谷乐 无乳糖牛奶或杏仁奶	Applegate品牌的Chicken Maple香肠	希腊风味煎蛋卷： 鸡蛋 菠菜
早餐	肉桂 纯枫糖浆作为调味	香蕉或草莓	用下列食材制作的奶昔： 椰奶 香蕉 1 茶匙杏仁酱 可可粉	番茄 菲达干酪碎 盐或胡椒 搭配无麸质的面包脆
午餐	用糙米玉米饼或无麸质玉米饼、生菜、番茄、芥末酱和素食蛋黄酱做的素汉堡 小食为炸红薯条	用酸面包、蛋黄酱或芥末酱、生菜、番茄做的金枪鱼三明治 小食为小胡萝卜、葡萄	由黄瓜替代米饭制作的寿司卷 生鱼片 菠萝和哈密瓜	由以下食材制作的沙拉： 菠菜、罗马生菜、球生菜、胡萝卜、黄瓜、番茄、甜椒、玉米、烤南瓜、煮鸡蛋、金枪鱼、烤鸡肉、葵花子、陈年奶酪碎（如切达干酪）（28 mg）、油和醋或柠檬汁、盐和胡椒
晚餐	硬豆腐或豆酵饼 糙米 **炒菜可用食材：** 白菜、甜椒、青豆或豆芽 用姜、葱、酱油和添加了大蒜的橄榄油以及芝麻调味	烤鸡胸肉 烤土豆 （不放蒜的）"花园"沙拉（有生菜、胡萝卜、黄瓜、番茄，加红葡萄酒、醋、橄榄油、盐和胡椒调味）	西葫芦旋转切长丝做的"面条" 火鸡肉酱（火鸡肉碎、番茄碎、香草、泡有大蒜的橄榄油、红酒），撒上营养丰富的营养酵母作为装饰	烤鸡 藜麦 煮青豆（黄油或盐）
零食	花生 黑巧克力 玉米片 添加"真糖"的浆果、柠檬或巧克力冰棒	橙子或猕猴桃 切达干酪棒 抹了葵花籽油的米饼 Tate's Bake Shop自有品牌的无麸质饼干	香蕉片 南瓜子、核桃或葵花子 水煮蛋 椰子马卡龙或蛋白糖饼（加枫糖浆，不要加蜂蜜）	爆米花 Original Mary的Gone Crackers饼干 香蕉或花生酱 无乳糖冰激凌

重新挑战发漫成分

　　如果在执行了 2 周的低发漫饮食法后，你的腹胀得到了很好地控制，就可以开始重新挑战一些发漫成分了，每次选择一种进行挑战。表 13-1 可以帮助你确定都有哪些食物含有你想挑战的发漫成分。第一天在早餐或午餐时，你可以先尝试其中最常见的一种食物，然后观察晚上睡觉时是否会有胀气。（注意你当天饮食中其他食物要选择低发漫食物，以免实验结果不准确。）如果一切正常，没有出现任何症状，那么第二天时你可以在这类食物中挑选另一种加入饮食中，看看在夜间腹胀是否会反弹。如果这两个测试你都通过了，那这就意味着这类发漫成分对你没有任何危险，你可以继续挑战下一种发漫成分。

　　如果你第一天感觉良好，但是第二天却感到腹胀，这意味着你对这种发漫成分有中等程度的不耐受。虽然无须完全避开它，但是你应该注意它们的摄入量。如果在第一天你就出现腹胀问题，那么就说明你对这一类发漫成分不耐受。你可以重回低发漫饮食几天，直到感觉状态恢复了之后，再来继续挑战下一种发漫成分。

第14章

消化系统的营养补剂

如今，消化系统的营养补剂市场前景广阔。很多商家都在经销能治疗腹痛、腹胀、便秘、腹泻、助消化、抑制小肠细菌过度生长和促进整体"肠道健康"的营养补剂，并且获利颇丰。如果你想找到适合自己的补剂，那么需要学习以下知识。

·—— 购买前的注意事项 ——·

你首先要知道，营养补剂几乎不受美国政府的监管。营养补剂营销人员无须证明这些补剂中含有配料表中的成分，也无须测试该产品能否达到营销宣传的效果。可想而知，虚假宣传在营养补剂领域是多么常见。许多第三方审查机构表明，有相当多的草药补剂实际上并不含有标签上的成分。此外，这些补剂中可能还会含有一些未标明的过敏原（如小麦）。

更令人不安的是，在美国，营养补剂在被放入商店货架销售之前，甚至不需要任何证据来证明其安全性。通常只在大量消费者投诉某一产品对他们造成了伤害或者涉嫌虚假营销时，美国食品药品监督管理局才会出面干预。因此，营养补剂的安全性十分堪忧。有些营养补剂可能含有类固醇或兴奋剂、高浓度咖啡因或者从一些健康状况未知的动物身上提取的激素。有些营养补剂可能含有导致肝损伤的成分或者大量某种导致神经损伤的维生素。

2016 年发表在《肝病学》杂志上的一篇文章指出，每五个急性肝毒性病例中就有一个与营养补剂有关。我也曾遇到过很多这类事例——许多来找我看病的患者都是因为服用了过多营养补剂而出现了肝功能损伤。即使你购买的产品来自一家信誉良好的公司，也不要轻易拿自己的健康做赌注。一定要先确定该产品是否有独立的实验室检测报告，是否实际含有标签中所列的那些成分。另一件需要注意的事情是，有些医生、营养师会向你推销营养补剂，以此来获利。而你则需要辨别这些人的建议背后的真实动机。

在如此大环境下，想必你也明白在选择营养补剂时一定要注意避"坑"。如今有形形色色的产品，并且产品宣传五花八门，即使再精明的患者做再充分的调查，也很难知道究竟哪些补剂真的对自己有用，哪些补剂是言过其实。

·—— 尽量精减营养补剂的种类 ——·

首先说明，我对营养补剂并没有任何偏见。虽然从营养学角度出发，我更倾向于"食疗为主"，但我也经常向我的患者推荐一些补剂来帮助他们解决消化问题。需要先声明的是，我本人并不售卖这些补剂，也不会从中获利。我所推荐的补剂一般价格比较亲民，并且在推荐用量下是安全且有效的。因此，我的患者普遍反馈很好。对一些患者而言，有些补剂能够很好地缓解他们的症状。

多年的临床经验使我意识到，补剂越少越好。我很少向有腹胀或者其他消化问题的患者推荐两种以上的营养补剂。因为通常而言，量身定制的饮食方案再加上一两种有效的补剂就可以解决患者的问题。

同样重要的一点是，如果你的腹胀是本书中描述的腹胀中的其中一种，那服用大量的药片式补剂并不会改善你的症状，反而会让你感觉更加糟糕。这些药片中的效果未知的外涂层和添加物会延长胃排空的时间，延长腹胀感的持续时间，甚至还会引发恶心或胃食管反流。对一些本身已经有胃排空速度慢的问题的人（如有胃轻瘫问题的人，详见第 3 章）来说，这些药片还会让他们有胃梗阻的风险，因为吃下去的药片会堆积在一起形成一大团难以消化的物质。我每个月都会遇到患者服用过多药片式补剂（每天吃几十片）的情况，平均每月至少遇到两次。我告诉你，如果你有消化问题，吞下太多的药片并不会缓解你的症状；相反，它们只会让你徒增困扰。

—— 很多补剂缺乏临床证据 ——

如果你曾经因你的症状求助于互联网，那你肯定会发现，有一些营养补剂是貌似"所有人"推荐的，大家都宣称它们能缓解你的症状。这时，你就会认为这个产品有某种科学依据。这种感觉源于这样一个事实，即许多补剂是在世代传承的民间偏方的基础上改良而来。但大多数营养补剂的声名显赫更多的是缘于互联网效应。换句话说，是互联网的从众效应塑造了它们的口碑，而并不代表它们的实际口碑。例如，一个著名的替代疗法从业者在网上推荐了某种益生菌或草药补剂，其他网友和患者在看到后便会在社交媒体平台上或社群中转发这条信息，这种补剂的口碑就这样在互联网上传播开来。这样一来，人们就会感觉似乎"每个人"都知道它。尽管并无足够的证据来说明它的有效性，但是这种社群效应仍然会增加人们对这种补剂的信任度和好感。

你可以说我是自以为是的"老顽童"，但我一直以来都在尽最大的努力依靠科学研究来判断应该为患者推荐哪种补剂。我阅读了许多学术性的研究文献，来了解哪些成分已经经过了科学验证（在什么剂量下解决什么类型的问题，以及会产生什么结果等）。当缺乏科学证据时，我会查看政府或学术机构提供的某些成分的安全性测试报告，以了解某一特定产品的安全性。如果保健品销售商的网站提供了证明其产品有效性的研究报告，我会仔细查看，以评估产品的质量高低，以及营销人员对其产品的宣传是否与研究结论一致。（如果你去看这些销售补剂公司的网站所发布的研究报告，会惊奇地发现，根据某些研究的最终结论显示使用该公司的产品并不能给消费者带来任何益处！）

写这本书的过程中，我发现在我的患者日常服用的补剂中，有很大一部分补剂的实际功效，甚至是基本的安全性是完全没有任何科学研究支撑的，这令我非常忧虑。如果没有任何科学研究来指导我给患者提供建议，我会选择遵守医学道德首要原则："不伤害"。我会根据自己的临床经验做出判断：我的患者在使用这个产品的过程中经历了什么？哪些产品在哪种条件下效果较好，耐受性好？哪些产品曾经伤害过我的患者？它是否有合理的风险预期？在缺乏强有力的科学研究支撑的情况下，我会考虑产品的生物学合理性：基于我们对生物学基本知识的了解，判断这种产品是否真的有可能对特定的健康状况产生影响。

本章以下的内容是经过上述分析后所得出的结论。因为不断有新的科学研究（尤其是有关益生菌补剂的研究），因此，本章中所包含的一些信息可能会在之后更新，这也反映了健康科学的不断发展。我们应当将选择建立在最先进科学的基础上，而非那些武断的观念。这样，我们才能找到有效且可行的补剂，那些经不起调查的补剂就会逐渐脱离大众视野。

本章所列出的所有补剂可分为以下3种类别。

- 值得一试：也就是说此种类别的补剂是你可以尝试的。这意味着目前有足够的（或者是相对较多的）证据表明它是对健康有益的，或者至少是说明它们的潜在益处大于潜在风险，且通常对我的患者而言是有效的。

- 最好跳过：也就是说选择这类补剂时你要三思而行。这类补剂既无益也无害。几乎很少或者没有证据能够表明这类补剂对于消化系统症状（尤其是腹胀）有任何疗效，且这类补剂生物学上的合理性也很低。考虑到美国食品药品监督管理局对于补剂的监管不到位，我通常会建议患者尽量跳过这类产品。还记得我前面所说的吗？当你有消化问题时，吃的补剂的种类越少，效果才会越好。

- 千万别吃：这类补剂是比较危险的。几乎没有任何证据能够证明这类补剂对消化系统产生功效，而且它们往往还有较大的副作用或有药物相互作用的风险，因此，我认为选择它们的风险大于收益。

注意，有一些在某些情况下被评为"值得一试"的补剂可能也会在其他情况下被划分为另外两类。

●── 活性炭 ──●

活性炭是一种经过超高温加热至产生细小裂缝的炭。这些裂缝能够吸附各种有机化合物，包括气体微粒和药物微粒。

商家宣称的功效

- 预防肠道胀气，缓解腹胀。
- 促进肠道毒素的排出（未指明究竟是哪些毒素）。

实际真相

- 有关活性炭对减少肠道胀气的有效程度的科学研究比较有限，且研究结果存在相互矛盾的地方。
- 一些研究表明，进食发漫成分含量较高的食物后，口服活性炭可有效防止放屁次数的增加。而另一项研究却发现在吃了烤豆子后，口服活性炭对放屁次数或呼出气体中的氢气浓度（证明肠道中有细菌导致气体产生）并无任何显著影响。
- 虽然肠道中的实际气体量可能保持不变，但活性炭在中和气味方面会起一定作用。

安全性和耐受性

- 活性炭容易导致便秘。出于这个原因，活性炭补剂通常会被添加山梨糖醇来保证排便通畅。但是，山梨糖醇本身会导致一些易感染人群出现胀气问题。

- 活性炭可作用于任何有机化合物，当然也包括药物。因此，如果在服用药物后数小时之内服用活性炭补剂，那么一些药物（如避孕药、治疗甲状腺疾病的药物、蛋白酶抑制剂等抗病毒药物）的药效可能受影响。

- 当大剂量服用活性炭补剂时，容易出现恶心、呕吐、面部潮红和脉搏加快等常见副作用。

- 活性炭具有可稀释血液的特性，所以不要将其与抗凝血药物（如华法林）、阿司匹林一起服用，也不要和银杏、维生素 E 或高剂量鱼油等补剂一起服用。

服用剂量

- 活性炭补剂的服用剂量并无严格规定和统一标准。市面上许多活性炭补剂的剂量为 500 mg，并且大多是要求在吃高发漫食物之前服用。

结论

- 最好跳过。因为目前并没有研究证明活性炭可减少肠道气体，且它还容易导致消化耐受性问题，且服用后有药物间相互作用的风险，所以我基本不向有腹胀问题的患者推荐活性炭补剂。

── 大蒜素 ──

大蒜素是一种大蒜提取物补剂，富含硫。

商家宣称的功效

- 替代疗法从业人员称它是一种"草药抗生素"，可以杀死肠道中的有害细菌（并解决小肠细菌过度生长的问题），可媲美处方类抗生素。
- 由于宣传补剂产品有治疗疾病的功效存在虚假宣传的嫌疑，所以产品外包装上通常没有这种承诺。

实际真相

- 在针对大蒜素的抗菌性或抗真菌性的研究中，人体实验非常有限，几乎所有的相关研究都是用实验室试管中的细胞完成的。
- 目前没有科学研究能够证明口服大蒜提取物可有效杀死人体内的细菌（包括肠道中的细菌）。事实上，尽管有使用了试管中的细胞的研究表明大蒜能够杀死幽门螺杆菌（一种可能导致胃溃疡的细菌），但人体研究表明，无论是在单独研究时，还是在与处方抗生素进行对比研究时，大蒜素都几乎没有表现出抗生素的作用。
- 但也有一些研究的结果让我们感到欣慰，那就是大蒜素可能会增强某些处方抗生素和抗真菌药物的功效，因此可辅助治疗。

安全性和耐受性

- 许多研究都证明了食用大蒜素有某些副作用，如腹痛、腹胀、食欲不振和嘴里有大蒜味等。
- 大量补充大蒜素会引起胃肠道不适，如胃灼热、腹泻、胃部不适、肠胃胀气、恶心和呕吐。此外，也有患者表示服用大蒜素补剂后会出现面部潮红、脉搏加快、头晕、过敏和失眠等。
- 大蒜素可能会加重急性胃肠炎（如感染性腹泻）的症状。
- 大蒜素具有可稀释血液的特性，所以不要将其与抗凝血药物（如华法林）、阿司匹林一起服用，也不要与银杏、维生素E或高剂量鱼油等补剂一起服用。
- 它可能会对其他药物（如避孕药、环孢素和可抗病毒的蛋白酶抑制剂）的药效产生影响。

服用剂量

- 目前医学界对大蒜素的研究欠缺，还未能明确用它治疗胃肠道疾病的标准剂量。

结论

- 最好跳过。大蒜素不是抗生素，也不应该被当作抗生素服用。截至目前，还没有科学研究能够证明单独服用大蒜素或者将其与其他草药补剂一起服用有解决小肠细菌过度生长问题的功效。
- 虽然大蒜素可以帮助提高处方抗生素的药效的证据非常有限，但它在这方面的确是有着巨大潜力的。如果你的身体对大蒜素可耐受，那么将它与处方抗生素一起服用来治疗小肠细菌过度生长问题也未尝不可。

·—— 芦荟 ——·

芦荟是一种长相类似仙人掌的短茎植物，有厚实的肉质叶片。叶片内含有芦荟凝胶，并含有一种叫作乙酰甘露聚糖的化合物。叶片表皮下的那一层含有芦荟乳胶（主要含包括芦荟苷在内的多种化合物）。

商家宣称的功效

- 有通便的功效，能够缓解便秘。

实际真相

- 芦荟乳胶中的活性成分芦荟苷是一种兴奋剂，可以促进大肠收缩。它还可以防止大肠中水分的再吸收，保持粪便的软度，使得粪便更容易排出。从压碎的整片芦荟叶中提取的补剂会含有芦荟苷，一些成分表中写着"芦荟内叶"的产品也会含有芦荟苷。
- 经常使用含芦荟乳胶的芦荟补剂通常会出现耐药性，那么就需要增加剂量以保持其通便效果。
- 芦荟凝胶提取自芦荟叶的内部，无法作为轻泻药使用。果汁形式的芦荟补剂通常含有芦荟凝胶。

安全性和耐受性

- 世界卫生组织国际癌症研究机构将芦荟全叶提取物认定为 2B 类致癌物，即对人体可能有致癌的风险。
- 有临床病例表明，服用大剂量的芦荟乳胶（每天 1 g）会导致死亡或严重的肾损伤。事实上，美国食品药品监督管理局出于安全考虑，已经禁止了将芦荟乳胶添加入非处方药中。但是，该成分仍广泛存在于许多市售的补剂中。
- 芦荟还可能会与某些药物出现药性相克，一起服用会导致严重的电解质失衡或低血糖，如某些利尿剂、用于治疗心脏病的药物、类固醇类药物和用于治疗糖尿病的口服降糖药等。
- 在怀孕期的女性不要使用芦荟，因为芦荟具有毒性，胎儿会有先天残缺或畸形的风险。

服用剂量

- 目前暂无针对胃肠道问题的标准剂量。

结论

- 千万别吃。
- 芦荟乳胶可能会缓解便秘，但它有潜在的危害。不含乳胶的芦荟凝胶是安全的，但对人体而言也并无显著益处。

—— α–半乳糖苷酶 ——

α–半乳糖苷酶是一种从黑曲霉中提取的酶。α–半乳糖苷酶能分解存在于豆类和其他某些蔬菜中的一种特殊的复合碳水化合物。

商家宣称的功效

- 可以抑制由豆类、全谷物或某些蔬菜中的碳水化合物导致的消化不良引起的肠道气体。在进食这些不易消化的食物前服用这种酶有助于缓解胀气等胃肠不适。

实际真相

- α–半乳糖苷酶可以分解低聚半乳糖这种可高度发酵的碳水化合物，而我们人体中缺少半乳糖苷酶。服用α–半乳糖苷酶可以使得低聚半乳糖更易于消化，从而防止低聚半乳糖完整地到达大肠并进行细菌发酵的情况出现。如此就可以防止肠胀气。
- 研究证实，与服用安慰剂的对照组相比，在吃大量的煮熟的豆子前先服用α–半乳糖苷酶可以显著缓解肠胃胀气和其他与肠道气体相关的症状，减少每小时放屁的次数。此外，实验数据显示，无论服用剂量高低，α–半乳糖苷酶均能缓解症状。

安全性和耐受性

- 除去一些有半乳糖血症这种先天性代谢疾病的患者，α-半乳糖苷酶对大多数成年人和儿童都是非常安全的。
- 许多品牌的α-半乳糖苷酶补剂都含有甘露醇这种非活性成分。甘露醇本身是一种可发酵的碳水化合物，可导致对多元醇不耐受的人出现肠道胀气。建议这类人选择不含甘露醇的α-半乳糖苷酶补剂。
- 它可能会影响糖尿病药物阿卡波糖的药效。

服用剂量

- 有效剂量的范围较广。
- 应当在开始吃含低聚半乳糖的食物（如扁豆、豌豆等豆子或者西蓝花、球芽甘蓝、卷心菜和羽衣甘蓝等甘蓝类蔬菜）前服用这种补剂。

结论

- 如果你因碳水不耐受、便秘或小肠细菌过度生长问题而胀气，且症状会在吃了含低聚半乳糖的食物后加重，这种补剂值得你一试。
- 请参阅第 164 页，了解含有低聚半乳糖的食物的完整列表。α-半乳糖苷酶有助于提高你对低聚半乳糖的耐受性。

—— 小檗碱 ——

小檗碱是在一些植物（伏牛花、冬青叶小檗、黄连、黄柏）中发现的一种化合物，是一种传统的中药材，在治疗腹泻和帮助 2 型糖尿病患者降低血糖方面有着悠久的历史。

商家宣称的功效

- 替代疗法从业人员声称，小檗碱是一种"草药抗生素"，能够杀死肠道内的有害细菌来解决小肠细菌过度生长问题。
- 由于法律禁止商家在营销中带有治疗疾病的功效的内容，所以这些产品的外包装上通常不会给出这种承诺。

实际真相

- 针对小檗碱能否解决小肠细菌过度生长问题这一疑问，目前医学界尚未进行过任何动物实验或人体实验，因此它是否真的有效还有待确证。
- 大部分关于小檗碱的研究都是在实验室小鼠身上进行的。有相当充分的证据表明，小檗碱对 2 型糖尿病患者有显著的降血糖功效。

安全性和耐受性

- 由于小檗碱本身有降血糖的功效,而糖尿病药物(胰岛素、二甲双胍、格列美脲、吡格列酮等)也会降低血糖,因此同时服用二者会出现低血糖的风险。由于补剂的剂量没有统一的标准,因此当使用小檗碱降血糖或用于任何其他目的时,你可能会有不同的血糖反应。

- 小檗碱还有降低血压的功效,因此与降血压药物一起服用也会造成药效过强。如果你有血压较低情况,或者正在服用降压药物,那么服用小檗碱可能会导致血压过低。

- 小檗碱会抑制我们体内用于代谢药物的酶,从而导致许多不同类型的常用药物无法分解。这可能会使我们血液中一些药物的浓度水平增加到有害人体的程度。这种药物包括抗凝血药物、降低胆固醇的他汀类药物、某些抗生素、降压药、西地那非(伟哥)、抗抑郁药和抗焦虑药等。

- 小檗碱会增加血液中的胆红素①水平。如果你正值孕期或哺乳期,那就不要服用这种补剂,因为这可能会导致胎儿或婴儿胆红素水平过高,甚至因此而出现脑功能障碍。

服用剂量

- 对于胃肠道问题的服用剂量无固定统一的标准。

---

① 胆红素是一种来自肝脏的代谢产物,水平升高时会导致黄疸(眼睛和皮肤发黄)。

结论

- 千万别吃。

- 小檗碱这种提取物对人体具有许多较强的药理作用，有可能产生严重的副作用。

- 具有讽刺意味的是，目前科学研究表明小檗碱可解决小肠细菌过度生长问题。所以我个人认为它的风险是大于它的功效的。

- 虽然在缓解某些类型的非感染性腹泻方面，小檗碱的确表现出了一些正向特征，但对于肠易激综合征所引起的腹泻问题，还有一些更安全的治疗方法要优于它。可参考介绍可溶性膳食纤维补剂的章节。

—— 盐酸甜菜碱 ——

盐酸甜菜碱是甜菜碱的酸性形式。盐酸甜菜碱在自然界中并不存在，是在实验室中合成出来的。

商家宣称的功效

- 能够为胃提供更多的盐酸，从而促进食物的消化。
- 但是，矛盾的一点在于，一些执业医师也会向有溃疡和胃食管反流问题的人推荐它，因为他们认为胃酸过少会导致溃疡和胃食管反流。

实际真相

- 目前，盐酸甜菜碱的功效还并不明确。没有科学研究能够证明它有治疗消化系统疾病的功效。实际上，也没有任何证据能够表明它可以改变胃内部环境的酸碱值。
- 说句题外话，目前也没有科学研究能够证明胃酸水平降低会导致消化不良、胃食管反流或溃疡。（事实恰恰相反。）

安全性和耐受性

- 没有足够的科研数据能够证明盐酸甜菜碱的安全性，因此美国食品药品监督管理局禁止将它作为非处方药物销售，并声明"它不能被认为是安全和有效的"。
- 胃炎、胃溃疡或胃食管反流的患者尤其应该避免服用盐酸甜菜碱补剂，因为额外的盐酸可能会使这些疾病恶化。

服用剂量

- 未知。由于没有其安全性或有效性的相关数据，因此无法提供推荐剂量。

结论

- 千万别吃。
- 因为美国食品药品监督管理局不承认它是安全的，并且没有确切证据表明它会增加胃内环境的酸性或治疗任何消化问题，所以我倾向于认为它对人体是弊大于利的。

—— 菠萝蛋白酶 ——

菠萝蛋白酶是一种从菠萝茎和菠萝汁中提取的蛋白质消化酶。它不同于人体合成的蛋白质消化酶。

商家宣称的功效

- 促进蛋白质的消化。

实际真相

- 研究人员目前已经研究了菠萝蛋白酶对于轻度炎症的治疗作用，尤其是对鼻窦炎或运动损伤导致的炎症的作用。研究结果显示它有助于减轻肿胀和加速损伤部位的愈合，但相关证据仍然非常少，并且在这些研究中菠萝蛋白酶都是经过了特殊的涂层保护处理，以防止其在胃中被消化掉，而实际市场上大多数菠萝蛋白酶补剂都是没有这种保护涂层的。
- 研究人员目前还没有研究过菠萝蛋白酶是否有促进消化的功效。因此，还无从知晓它在缓解各种消化症状和促进营养吸收方面究竟能发挥什么作用。

安全性和耐受性

- 对菠萝、乳胶、小麦、芹菜、木瓜蛋白酶、胡萝卜、茴香、柏树花粉或野草花粉过敏的人可能对菠萝蛋白酶过敏。
- 菠萝蛋白酶可能有轻微的血液稀释作用，所以不要将其与抗凝血药物、阿司匹林一起服用，或与银杏、维生素 E 或高剂量鱼油等补剂一起服用。
- 它也可能会增强阿莫西林、四环素、镇静类药物、三环类抗抑郁药、助眠药和抗癫痫药物等一些药物的药效。

服用剂量

- 加拿大卫生部给出的指导建议是每人每次最大剂量为 45000 PU[①]。（美国目前还没有出台相关规定。）

结论

- 最好跳过。
- 虽然说只要不与上述所列的药物一起服用，菠萝蛋白酶不太可能会对人体造成什么伤害，但是它也不太可能会缓解腹胀。
- 就我个人而言，由于缺乏相关证据证明其治疗上的有效性，且蛋白酶缺乏也并非腹胀的常见诱因，所以我是不建议我的患者服用这类补剂的。如果的确有患者的腹胀是因蛋白酶缺乏而引起，他们所迫切需要的也是更标准化的动物源性胰酶替代疗法（详见第 13 章）。

---

① PU 是菠萝蛋白酶的单位。

—— 碳酸钙咀嚼片 ——

这是一种无外涂层的非处方咀嚼式钙片，有助于中和胃酸，减少饭后胃食管反流的痛苦以及其导致的损伤。

商家宣称的功效

- 缓解胃灼热、胃酸过多、消化不良等症状造成的胃部不适。
- 起效快，能够中和食管和胃中的胃酸。

实际真相

- 对照研究已经证实碳酸钙抗酸剂在治疗胃灼热和抑制胃食管反流方面具有一定功效。
- 它能够通过部分中和胃中的盐酸（提高pH以降低酸性），并可在服用后迅速发挥作用。

安全性和耐受性

- 长时间过量服用可导致恶心、呕吐、腹痛、腹部鼓胀、便秘和肠胃胀气。

- 含钙补剂可能会加大患者出现肾结石的风险。
- 降低胃内环境的酸度可能会干扰某些处方药的消化或一些维生素的吸收（如铁和维生素 B_{12}）。由于碳酸钙的效果只会持续 30~60 分钟，因此将其与其他药物和补剂的服用间隔维持在 1 小时以上就可以很容易地避开这种副作用。

服用剂量

- 大多数产品的碳酸钙含量在每片 0.5~1 g。
- 最开始先每次摄入 0.5 g，可以在症状出现前服用（如在喝酒前或者吃容易让你出现胃灼热问题的食物之前），或者也可以在症状出现后立即服用。如果需要的话，你可以在每日三餐前服用。
- 每天摄入量不要超过 7 g。

结论

- 对于因典型性消化不良而腹胀的患者而言值得一试。成本低又切实有效。
- 根据我的经验，最好在症状出现之前就服用碳酸钙咀嚼片，如此效果方能最好。如果你有胃酸型腹胀的倾向，那么在两餐间隔时间过长时，可以在两餐之间服用 1 片碳酸钙咀嚼片，或者可以在吃不易消化的高脂肪食物前先服用 1 片碳酸钙咀嚼片。

── 鼠李糖乳杆菌GG+菊粉 ──

鼠李糖乳杆菌GG（ATCC 53103），即一种天然存在于人类消化道中的特定菌株。菊粉是一种膳食纤维，也是一种益生元，能够为人体内的有益细菌提供养分，促进它们的生长。

商家宣称的功效

- 有助于缓解偶尔出现的消化系统症状，如腹泻、胀气和腹胀等。
- 有助于促进消化系统正常运转。
- 最大化减少旅行过程中出现的肠胃问题。

实际真相

- 研究人员已经证实含鼠李糖乳杆菌GG+菊粉的补剂能够有效缓解各种腹胀，如旅行过程中出现的腹胀、抗生素造成的腹胀，以及艰难梭菌感染引起的腹胀。
- 含鼠李糖乳杆菌GG+菊粉的补剂最大的功效在于能够缓解儿童因抗生素而出现的腹胀。目前已经有相当一部分研究结果表明，含有各种鼠李糖乳杆菌菌株的益生菌补剂有助于预防或减轻因抗生素的药物副作用而出现的腹胀。

• 还有一项小型研究调查了鼠李糖乳杆菌GG对肠易激综合征引发的腹胀的治疗作用，但是研究结果显示，与安慰剂相比，该菌株并未起到任何效果。

安全性和耐受性

• 与所有益生菌补剂一样，除了生病的婴儿和免疫功能低下的人，含鼠李糖乳杆菌GG+菊粉的补剂对大多数人而言是安全的。

• 在我看来，唯一的例外是那些有小肠细菌过度生长问题的人（见第 8 章），因为他们的小肠中容易有细菌过度生长的问题。含鼠李糖乳杆菌GG+菊粉的补剂和所有其他益生菌补剂一样，都有可能在小肠"播种"并诱发小肠细菌过度生长的问题。同样，如果你随着年纪增大开始出现自身免疫性疾病引起的胃酸水平降低，或者因服用降酸药物导致胃酸水平偏低，你也会容易出现小肠细菌过度生长问题，而此时再服用益生菌补剂可能会进一步增加这种风险。

• 菊粉是一种高发漫的膳食纤维，因此如果你对含果聚糖的食物不耐受（见第 164 页），或肠道气体本身就较多，那服用含鼠李糖乳杆菌GG+菊粉的补剂可能会使症状加重。

• 刚开始服用的几天可能会出现胀气和腹部鼓胀症状，但是，之后这种症状通常会消失。

服用说明

• 通过益生菌补剂所摄入的益生菌不会永久存活于大肠中，因此其药效一般会在停止服用后的大约 1 周内消失。

结论

- 如果你是为了控制腹胀，那么最好跳过它。目前几乎没有研究能够证明含鼠李糖乳杆菌GG+菊粉的补剂有治疗腹胀或者便秘的功效，而且菊粉反而还可能会加重某些人的胀气和腹部鼓胀。
- 如果你因肠易激综合征、细菌感染或抗生素副作用而出现急性腹泻，那么可以尝试这种补剂。如果你有过小肠细菌过度生长的问题史（见第 8 章）或者是小肠细菌过度生长的高风险人群，我建议你最好避开它，选择含酵母益生菌的益生菌补剂。

—— 去甘草酸甘草甜素 ——

去甘草酸甘草甜素是一种从甘草植物的根中提取出来的化合物。在提取时，植物的甘草酸会被去除。甘草酸可能会导致高血压和水肿（液体潴留过多）。因此，去甘草酸甘草甜素会比未经提炼去酸的全甘草产品要安全得多。

商家宣称的功效

• 有助于舒缓胃黏膜，可治疗胃炎、胃灼热、胃酸过多、消化不良或胃溃疡。

实际真相

• 目前还不清楚去甘草酸甘草甜素在胃里到底有什么作用。甘草根含有的甘草酸成分似乎对胃黏膜细胞有影响，使它们分泌更多的保护性黏液涂层。但是，出于安全原因，去甘草酸甘草甜素中已经去除了甘草酸。

• 在专门研究去甘草酸甘草甜素在治疗胃溃疡方面的功效时，不管有无对照组，均未显示出任何治疗效果。

• 一些研究只是将去甘草酸甘草甜素作为治疗方案的一部分来研究，研究人员同时观察研究的还有包括抗酸剂在内的其他物质，因此，我们并不明确去甘草酸甘草甜素本身发挥出多少作用，甚至无法确定它究竟有没有发挥作用。也有一些类似的研究旨在测试了含有去甘草酸甘草甜素和其他成分的补剂在缓解胃酸过多和消化不良等方面的功效（见第 4 章和第 5 章），倒是也取得了一些进展，但我们同样也无从知道去甘草酸甘草甜素是否在其中起作用。

安全性和耐受性

- 孕妇应避免食用任何形式的甘草，包括去甘草酸甘草甜素，因为这种物质有可能会增加早产的风险。
- 山梨糖醇或甘露醇等非活性成分通常会被用作某些品牌的去甘草酸甘草甜素补剂的添加成分。如果你对多元醇不耐受，请寻找其他替代品。

服用剂量

- 未知。现在还没有针对消化问题的标准剂量。

结论

- 最好跳过。几乎没有任何科学证据能够证明去甘草酸甘草甜素对缓解胃酸型腹胀或其他与胃酸有关的消化问题有效果。
- 话虽如此，这些年我也有许多患者把去甘草酸甘草甜素当作偶发酸性消化不良的有效补救工具。只要你没有怀孕，没有心脏病，偶尔服用去甘草酸甘草甜素还是比较安全的。因此，虽然还没有相关的科研证据，但若是我接诊的胃酸型腹胀患者不想吃碳酸钙，想要尝试去甘草酸甘草甜素时，我通常持中立态度。

·—— 消化酶补剂 ——·

消化酶补剂中一般会含有多种不同类型的酶，有助于促进身体消化各种营养物质。消化酶补剂配方各不相同，但通常情况下会是以下成分的组合。

- 消化淀粉的酶（淀粉酶）。

- 消化蛋白质的酶（蛋白酶、胃蛋白酶）。

- 消化乳糖的酶（乳糖酶）。

- 消化各种膳食纤维的酶（如α-半乳糖苷酶、植酸酶、果胶酶、纤维素酶、半纤维素酶、木聚糖酶等通常来源于真菌的酶）。

- 消化蔗糖的酶（蔗糖转化酶）。

- 在水果中提取的消化蛋白质的酶（菠萝蛋白酶或木瓜蛋白酶）。

- 牛胆汁，一种牛分泌的消化液，有助于将大脂肪滴分解为小脂肪滴，以便脂肪酶能够更好地发挥作用。

- 盐酸甜菜碱（请见前文的单独介绍）。

　　消化酶的来源多种多样，不要奇怪，有来自动物（如猪、牛）的，也有来自植物的。

　　这里说的消化酶补剂与胰酶替代疗法[①]中使用的处方消化酶不同。二者之间的主要区别在于以下几个方面。

- 这种补剂所含的淀粉酶、蛋白酶和脂肪酶的剂量比处方版要低得多。需要注意的是，一些强效的补剂产品中的脂肪酶水平与一些脂肪酶含量较低的处方产品的脂肪酶水平相同。

① 胰腺酶替代疗法主要用于帮助囊性纤维化或胰腺功能不全的患者，因为他们的身体自主分泌的胰腺酶不足。

- 对消化酶补剂的监管不甚严格，因此还没有统一的有效成分含量标准，不同批次的有效成分含量可能有所差异，甚至实际含量与标签上的数值也可能存在偏差。
- 消化酶补剂可能没有外保护层或者并非胶囊形式，无法抵抗胃酸，不能确保消化酶能够完好无损地到达小肠。
- 除了淀粉酶、蛋白酶和脂肪酶这三种胰酶外，消化酶补剂还含有许多其他种类的酶。

商家宣称的功效

- 促进消化。
- 促进营养吸收。
- 减轻饭后腹部不适。
- 一些商家的营销广告还将消化酶补剂宣传为"生物保护膜"产品，声称它们有助于治疗和预防小肠细菌过度生长。商家的营销广告称他们的产品可以"溶解"肠道细菌生物膜中的糖和纤维蛋白。

实际真相

- 消化酶补剂的功效会根据它实际所含的成分而有所不同。
- 研究人员曾经做过 2 个小型的随机对照试验，检验健康的人先服用脂肪酶然后再食用高脂肪食物之后的人体反应。与服用安慰剂的人相比，服用脂肪酶的人在进食高脂肪食物后出现腹部鼓胀、胀气、饱腹和恶心的感觉更少。需要说明的是，这些研究是以处方剂量来给予脂肪酶的，而这明显高于标准消化酶补剂中的含量。

- 一项与安慰剂的对比研究显示相比，处方胰酶并没有表现出对功能性消化不良有任何治疗效果。

- 前文中介绍过α–半乳糖苷酶、乳糖酶和木糖异构酶等消化酶的作用。简言之，它们应该有助于缓解豆类和含低聚半乳糖的蔬菜、乳制品和高果糖食物在对其不耐受的人体内引发的胀气、腹部鼓胀或腹泻。

- 有小型人体研究表明，在吃全麦食物时，服用植酸酶补剂可以改善人体对铁的吸收。

- 各种蛋白质和淀粉消化酶并没有显示出对缓解某些消化症状有较好的疗效。客观来说，那些自身就能合成充足胰酶的人，他们几乎没有被测试过。

- 商家声称酶补剂具有预防小肠细菌过度生长、防止细菌感染或者防止肠道微生物生态改变的益处。这些说法也毫无科学依据。我们的肠道中没有所谓的生物膜；生物膜无法附着在会动的物体的表面上，而人的肠道不断蠕动，黏液层每隔几天就会更新一次。

安全性和耐受性

- 通常情况下，服用消化酶补剂是比较安全的。

- 从我的角度来看，这类补剂最大的问题在于它可能提取自牛。牛的组织或分泌物都有可能传播牛海绵状脑病（俗称疯牛病）。鉴于美国对补剂的监管非常不到位，而且补剂成分可能来自世界上任何地方，无法确定是否提取自质量有保证的动物。因此，服用它们风险太大。（况且，也没有数据表明牛胆汁补剂对人体消化道的好处。）

- 多种消化酶混合的补剂在理论上可能存在的其中一个安全问题在于它可能导致大肠与脂肪酶接触过多，而这会损害大肠。高剂量的脂肪酶会导致大肠壁瘢痕样增厚，从而引发便秘，甚至可能导致肠梗阻。当然，这种风险还是比较低的，因为我看过的补剂产品的脂肪酶含量都是相对较低的。

- 另外，一些品牌的消化酶产品含有益生元，如低聚果糖或菊粉，这些成分可能会导致放屁频繁和腹胀。

服用剂量

- 通常情况下，一次一粒，每日三次，在三餐时服用。

结论

- 某些成分适宜的消化酶补剂值得一试，它有助于消除由高脂肪饮食或者碳水化合物不耐受引起的餐后腹胀，但是成本不算低。
- 虽然多种消化酶混合的补剂含有一些对碳水化合物不耐受的人有帮助的成分，但我建议还是要先搞清楚你是对哪种营养成分消化不良，然后根据具体情况来调整酶补充方案：乳糖不耐受的人服用乳糖酶，果糖不耐受的人服用木糖异构酶，豆类和西蓝花不耐受的人服用α-半乳糖苷酶。为什么要花钱买那些你不需要的酶补剂呢？在混合酶补剂中，你真正需要的成分含量可能微乎其微，你为什么要选择它，而不是选择真正需要的成分含量更充足的单一成分酶补剂呢？另外，为何要每餐都服用这种昂贵的补剂，即使有时你的餐食并不含有触发不良反应的成分？
- 如果你想要尝试的话，最好避开那些含有牛提取物的产品。
- 如果你的目标是用消化酶来预防小肠细菌过度生长，那么可以不用尝试了。

—— 硅藻土 ——

硅藻土是一种白色粉末，由富含二氧化硅的岩石碾碎而成。它得名于硅藻，在沉积岩中就可发现这种藻类的化石骨架，而硅藻土就是用含有这种藻类化石骨架的沉积岩为原料制成的。

商家宣称的功效

- 通过阻止毒素入侵和"洗刷"肠壁来为肠道排毒（并未说明是什么毒）。
- 促进肠道健康。
- 增进营养吸收。
- 让排便更规律。

实际真相

- 二氧化硅具有轻微的磨蚀性和吸水性。它在工业领域用途十分广泛：使牙膏具有轻微的磨砂感；过滤包括饮料在内的液体；通过脱水杀死昆虫；以及添加到动物饲料中充当防潮剂——可以吸收水分，防止饲料结块。
- 可能在人们的想象中，二氧化硅对于人体肠道的作用微乎其微，估计也就是可以吸收些水分。它作为人类营养补剂的有效性研究尚未进入动物试验阶段，更不用说人体试验了。

安全性和耐受性

- 许多研究认为，硅藻土工人多发肺癌，这可能与他们吸入过多的结晶二氧化硅有关。因此，吸入粉末状硅藻土补剂可能会给你带来安全风险。
- 食用硅藻土对人体无害，且美国食品药品监督管理局也认定它是安全的，它可被用作食品加工中的过滤剂（如用来过滤葡萄酒）或用作食品的外包装材料。
- 目前，尚不清楚硅藻土是否会干扰肠道对药物或营养物质的吸收，这种可能性无法彻底排除。

服用剂量

- 没有统一规定的标准剂量。

结论

- 最好跳过。二氧化硅不是一种必需的营养素，而且没有证据表明它对控制腹胀或其他消化系统症状有效果。如果想要吸收肠道中的多余水分，可溶性膳食纤维补剂则是一种更为安全的选择，而且你的大肠不需要（也不会想要）被这种磨砂状岩石摩擦。

•—— 薄荷油-葛缕子籽油 ——•

葛缕子与胡萝卜类似，在欧洲、中东和北非有着悠久的食用历史。

商家宣称的功效

- 治疗功能性消化不良所引起的上腹部症状，包括腹部疼痛、进餐时过早饱腹、恶心、腹胀和打嗝。

实际真相

- 大约 20 年前，德国的一些研究人员在有功能性消化不良问题的人的身上测试了这种薄荷油-葛缕子籽油组合补剂的功效。4 项随机实验的结果均显示其有正向效应，尽管其中只有 3 项有安慰剂或其他药物作为对照。
- 这些研究将服用薄荷油-葛缕子籽油混合补剂的受试者分别与不服用任何补剂的、服用安慰剂的和服用其他补剂的对照组进行了对照研究，结果均为服用薄荷油-葛缕子籽油混合补剂的受试者腹痛感、腹胀感和饱腹感等症状有明显改善。
- 从那之后，有关这一配合补剂配方的研究就寥寥可数了。

安全性和耐受性

- 美国食品药品监督管理局认定薄荷油和葛缕子籽油是安全的。
- 薄荷油最常见的副作用是胃灼热。这是因为这种油可以让消化道中的平滑肌松弛，所以可能会导致分隔胃和食管的平滑肌过度放松，从而导致胃灼热。
- 对葛缕子过敏的人应避免这种成分。

服用说明

- 应在进食前 30 分钟或进食后 30 分钟用清水冲服。不要与组胺 H_2 受体拮抗剂等抗酸药物一起服用。如果服用了上述药物，那么至少需要间隔 1 小时再服用这种补剂。这种补剂可以与有抑酸作用的质子泵抑制剂同时服用。

结论

- 值得一试。虽然目前证明其有效的研究仍然相当有限，但安全性还是有保障的，所以可以一试。

── 茴香：茴香籽或茴香茶 ──

茴香与胡萝卜是同科植物，会开花、有香味，欧洲一些国家的人和中国人早在几世纪以前就用它来缓解各种肠胃不适。如果你在印度餐馆吃过饭，可能会注意到入口处的碗里有五颜六色的、裹着糖的种子，那些就是茴香籽；在印度，它是餐后助消化的传统食物。

商家宣称的功效

- 减轻腹痛和胀气，特别是肠易激综合征引起的腹痛和胀气。
- 抗痉挛和排出胃肠气体。

实际真相

- 研究人员只研究过同时含有茴香与其他草药成分（如薄荷、生姜、姜黄素和甘草）的助消化剂的功效，并没有单独研究过茴香的功效。因此，目前没有证据显示茴香籽或者茴香茶可以缓解胃胀气或者肠易激综合征的症状。有关茴香具有功效的传闻大多都来自民间。
- 已经有研究人员测试了茴香籽油和茴香茶在治疗婴儿肠绞痛方面的作用，试验结果显示它们可以用作相关症状的一种自然疗法工具。

安全性和耐受性

- 茴香籽和茴香茶非常安全，成年人可以偶尔服用它们来治疗消化问题。
- 毒理学家最近对茴香茶进行了研究。茴香茶中含有一种叫作雌二醇的天然化合物，他们担心若含量高则可能会有致癌的风险。作为婴儿疝气治疗药物销售的速溶茴香茶中的雌激素浓度尤其可能过高（相对于婴儿的低体重而言）。

服用剂量

- 现在还没有针对解决消化问题的标准剂量。

结论

- 如果你的腹胀是源于功能性消化不良、典型性消化不良或者吞气症这些胃部问题，且伴有打嗝、胀气和疼痛，那茴香茶值得一试。即便无法缓解你的腹胀，但在结束了一天的忙碌后来一杯热茶也不失为一种美妙的放松。
- 安全起见，不要给胀气的婴儿服用茴香类补剂。

•—— 生姜 ——•

姜是一种原产于亚洲的草本植物的根，可用作香料，也可药用。它也可以磨成粉末，或制成姜干用于泡茶。生姜中的主要活性成分是姜辣素。

相关产品

姜辣素、姜根、姜根提取物、姜茶。

商家宣称的功效

- 缓解恶心症状。
- 缓解胃部不适。
- 促进消化。

实际真相

- 很多研究都测验过生姜作为止吐（抗恶心）药物的有效性。研究结果证明了生姜具有缓解妊娠或化疗引起的恶心及术后的恶心呕吐的功效。
- 姜辣素还可能天然具有抗痉挛和肌肉放松作用，有助于缓解腹痛。

安全性和耐受性

- 生姜提取物可能具有稀释血液的特性，所以不要将其与抗凝血药物（华法林）、阿司匹林一起服用，或与银杏、维生素E或高剂量鱼油等补剂一起服用。这些药物分别与生姜同时服用可能会增加出血的风险。
- 由于生姜有放松肌肉的作用，所以生姜茶或生姜补剂在胃里分解可能会导致胃灼热。

服用剂量

- 用于止吐时，1 g生姜足够。
- 生姜补剂没有统一的剂量标准，因为一些补剂中可能含有的是生姜提取物，而另外一些可能只含有姜辣素提取物。生姜茶和生姜咀嚼片同样有效，可是它们中的姜辣素含量未知。

结论

- 如果你有功能性消化不良所引起的腹胀或者腹胀时伴有恶心感，那么生姜补剂值得一试。
- 在缓解源于胃部的腹胀方面，姜茶或者生姜咀嚼片会比包衣药片效果更好，因为它们能最大限度地让姜辣素与胃部的肌肉接触；但是具体哪种形式适合，你还需要多尝试一下。

—— L-谷氨酰胺 ——

L-谷氨酰胺是一种氨基酸。它是一种非必需氨基酸，即人体可以合成这种氨基酸，而不必通过饮食获取。富含蛋白质的食物（如肉、豆类和乳制品）都富含谷氨酰胺，而且谷氨酰胺恰好是肠壁上的细胞（肠上皮细胞）的首选能量来源。L-谷氨酰胺补剂多以粉末或药丸形式销售。

商家宣称的功效

- 维持胃肠道的正常运转。
- 促进消化健康。
- L-谷氨酰胺是替代疗法从业人员经常推荐的一种补剂，他们认为它可以消除肠道炎症。L-谷氨酰胺也经常被推荐给肠漏综合征患者，因为它可以降低肠道渗透性，改善肠道屏障功能。

实际真相

- 大多数研究都只是涉及L-谷氨酰胺对克罗恩病等非炎症性肠道疾病的功效，而结果显示即使服用30 g的高剂量，也没有什么效果。
- L-谷氨酰胺能够改善肠道屏障功能的这种说法来自针对必须通过静脉注射摄入营养的危重住院患者的研究。研究表明，给那些经历过大手术、严重烧伤或其他医疗创伤后，处于恢复期的患者在输液中添加L–谷氨酰胺可以改善其肠道屏障功能。然而，这些证据并不足以使这种静脉注射法被推广为危重患者的常规治疗方法。

- 通过药片或液体形式口服L–谷氨酰胺的研究结果证明该方式无法改善危重患者的肠道屏障功能。

- 目前还没有针对L–谷氨酰胺作为口服补剂在解决消化系统问题方面的功效的研究，如解决腹胀、小肠细菌过度生长和肠易激综合征等问题。没有任何证据能够表明它有助于改善食物过敏或者任何由食物引起的不良反应（过敏或不耐受）。

安全性和耐受性

- 因为L–谷氨酰胺实际上是一种氨基酸，所以对肾脏功能正常的人来说，即使每天大量摄入L–谷氨酰胺也是相当安全的。你每天从饮食中获取的L–谷氨酰胺的量估计有 1~6 g。

- 如果你对味精敏感，那么在补充L–谷氨酰胺时要小心，因为过量的L–谷氨酰胺会转化为谷氨酸，并引发类似于食用味精后的人体反应。

服用剂量

- 口服L–谷氨酰胺时剂量差别很大，从 0.5 g 到 5 g 的都有，没有统一的标准。研究中所使用的剂量大约为每天 7 g。

结论

- 最好跳过。虽然口服L–谷氨酰胺是安全的，但是它对腹胀、小肠细菌过度生长、碳水化合物（或其他类型的食物）不耐受、炎性肠病等消化问题并不具有治疗效果。

- 避免直接静脉注射L–谷氨酰胺。这种治疗方法既不符合医疗操作规范，也没有被证明对有消化问题的人有益。而且，将营养物质通过静脉注射进体内带来的感染风险要远大于其治疗效果。

—— 甘油栓 ——

　　甘油栓是一种直肠栓，是蜡质的子弹状药物。它可以被直接插入患者直肠，体温会将其熔化。甘油栓的主要成分是甘油，它本质上是植物油。

　　它是一种栓剂泻药，是一种相对过时的治疗便秘的工具，几乎所有有关甘油栓的研究都是在二十世纪五六十年代进行的。以前，甘油栓由药剂师配制，通常用作治疗便秘的药物在药店柜台出售。如今，它们常被用于住院患者或养老院中活动最少的老年人，以防止他们出现便秘。

商家宣称的功效

- 在几分钟内即可快速缓解便秘，促进肠道蠕动。

实际真相

- 甘油具有渗透作用，将水带入肠腔内，以刺激肠壁收缩和促进肠道蠕动。它可以软化堵在大肠中的干燥粪便。此外，如果大肠中出现异物，通常也会刺激神经，促进大肠蠕动，促进排便。
- 半个世纪以来，除了将这种产品与乙状结肠镜检查前、使用的清理结肠的灌肠剂进行比较外（对比结果显示，灌肠剂效果更好），还没有研究检验过这些产品对健康的成年人的效果。

- 目前大多数关于使用甘油栓的研究都与住院的早产儿有关，研究人员正在尝试用它刺激肠道运动，从而预防早产儿可能出现的喂养不耐受。（到目前为止，还没有正向信息的报道。）
- 由于缺乏最新的研究支撑，很难说甘油栓是否对于缓解便秘有特别的效果。

安全性和耐受性

- 经常使用可能会刺激直肠内皮肤。肛裂患者也要避免使用甘油栓。
- 某些研究人员发现甘油的渗透（吸水）作用会引起腹部不适或痉挛。
- 频繁使用可能会产生严重的副作用，包括严重的胃痛或腹痛、便血、直肠出血、频繁出现排便冲动或者持续性腹泻。

使用剂量

- 大多数这类产品剂量通常为每个甘油栓含 2 g 甘油。

结论

- 如果你有大肠蠕动缓慢或者盆底功能障碍所引起的便秘，那么可以尝试这种产品，但要注意只能偶尔使用，且最好先使用其他轻泻药，在感觉效果不佳后再尝试使用它。因为用水或矿物油灌肠可能更有效，且对皮肤的刺激也更小，能够日常使用。

—— 不可溶性膳食纤维补剂 ——

不可溶性膳食纤维补剂含有特定类型的膳食纤维——这些膳食纤维能够吸收肠道中的水分并膨胀，从而使得粪便更加柔软且体积更大。不可溶性膳食纤维不像可溶膳食纤维那样溶于水，所以它不会形成黏稠的凝胶质地。相反，它会让粪便块更大，刺激大肠蠕动，加快粪便通过大肠的速度。不可溶性膳食纤维可以从各种天然食材中提取或在实验室中合成。

麦麸也是富含不可溶性膳食纤维的补剂，但目前还不清楚它们是否能像亚麻籽和聚卡波非钙一样保持粪便的水分。

商家宣称的功效

- 缓解便秘。

实际真相

- 研究证明，各种形式的不可溶性膳食纤维，都对便秘人群有很好的疗效。
- 具体来讲，这种膳食纤维补剂可以让各类便秘人群更频繁地排便。无论患者是因年纪增长而便秘，还是因肠易激综合征或神经系统损伤而便秘，它都非常有效。

- 聚卡波非钙中的膳食纤维还能改善粪便形态，使粪便更容易排出，并能减轻排便困难导致的腹痛。
- 研究表明，在缓解便秘方面磨碎的亚麻籽可能比整粒亚麻籽的效果更好。

安全性和耐受性

- 只要没有吞咽问题，任何人服用膳食纤维补剂都是安全的。在服用完膳食纤维补剂后，注意要按照包装上列出的推荐饮水量补充水分。
- 如果你觉得补剂对你有影响，会让你的粪便形成干燥的粪便硬团，阻塞大肠的话，那就避免服用任何补剂。一个经验法则是，如果你连续5~7 天都没有排便，那么最好不要服用补剂，除非医生推荐。
- 有些不可溶性膳食纤维补剂，如麦麸，可能会加重腹泻。如果你有腹泻问题，请参阅介绍膳食纤维补剂的章节，以选择更合适的补剂。
- 一些膳食纤维补剂中会含有来自菊苣根、雪莲果中的膳食纤维或其他益生元成分（如低聚果糖）。使用前注意阅读产品标签，如果含有这些成分就避开它。如果你本身有粪便堆积的症状，那么服用这种产品只会加重胀气，让腹胀更严重。

服用剂量

- 不同品牌的不可溶性膳食纤维补剂的推荐剂量不同。例如：聚卡波非钙片的推荐剂量为每日 2 片（1 g）。可以根据需要多服用一次，但是每天不要超过 4 片。每次服用后注意要喝够约 240 ml 的水。亚麻籽粉的推荐剂量为 2 茶匙（3 g）。

- 你可以将亚麻籽粉掺到燕麦片、冰沙、谷物、酸奶中服用。

结论

- 如果你的便秘是由于肠易激综合征，或者肠道蠕动缓慢，又或者是因为在服用阿片类药物或在进行低膳食纤维饮食，那么可以尝试一下不可溶性膳食纤维补剂。

—— 乳糖酶 ——

乳糖酶是一种由小肠细胞合成的人体消化酶。在消化过程中，它可以将天然的乳糖分解成两部分，以便被人体吸收。有些人在童年后就无法产生足够的乳糖酶，因此可能无法吸收乳制品中的乳糖。这种情况被称为乳糖不耐受症，即在食用含有乳糖的食物后会出现肠道积气、腹胀、腹痛、腹泻或恶心。

乳糖酶补剂能够帮助有乳糖不耐受症的人分解乳糖，促进乳糖的吸收，从而预防乳糖不耐受所引起的相关症状。

商家宣称的功效

- 当乳糖酶与含乳糖的乳制品一起食用时，能减少或防止肠道积气、腹胀、恶心和腹泻。

实际真相

- 与商家所说的功效相符。
- 一些研究已经调查并证实了胶囊和片剂形式的乳糖酶补剂的有效性。
- 乳糖酶也可以被添加到牛奶中。一些商家所销售的无乳糖牛奶和无乳糖乳制品（酸奶、冰激凌、奶油奶酪）就是这么制成的。

安全性和耐受性

- 通过精心设计的研究和实验，研究人员发现乳糖酶补剂对人体而言是非常安全和可靠的，服用它确实没有风险或禁忌。
- 一些乳糖酶补剂中含有一种名为甘露醇的非活性成分。甘露醇本身是一种不易消化的、可发酵的碳水化合物，可导致对多元醇过敏的人出现肠道积气。因此，最好寻找不含该种成分的乳糖酶补剂。

服用剂量

- 乳糖酶的单位是ALU。它指的是在一定时间内酶能分解的乳糖数量。当服用乳糖酶补剂时，重要的是要摄入足够的活性成分来分解你的餐食中的乳糖。你还必须在吃第一口含乳制品的食物或零食之前服用补剂；吃完后再服用就不起作用了。
- 3000 ALU的乳糖酶就可以帮助消化约 20 g乳糖（约 1.5 杯牛奶中的乳糖量），但服用 6000 ALU的乳糖酶会使你受益更大。
- 如果想要消化大量的乳糖（50 g，相当于 4 杯牛奶中的乳糖量），摄入 10000 ALU乳糖酶就可以。
- 市场上的大多数乳糖酶补剂的推荐剂量是每餐服用 9000 ALU，这足以应付大多数含乳制品的餐食了。
- 如果你是依靠服用含多种消化酶的混合补剂来帮助消化乳糖，一定要确保其中含有 6000~9000 ALU 的乳糖酶。

结论

- 值得一试。如果你有乳糖不耐受的问题，但又不想放弃高乳糖的乳制品，这种乳糖酶补剂可以让你能够放心地吃你想吃的美味。

—— 镁 ——

镁是人体必需的一种矿物质，也是一种电解质。它在许多重要生命活动过程中起着关键作用，包括神经和肌肉功能的调节、血糖和血压的调节、骨骼的搭建、蛋白质和DNA的合成等。镁的推荐摄入量取决于年龄、性别和怀孕状况。对于18岁以上未怀孕的成年人来说，推荐摄入量是每天310~420 mg。

镁天然存在于许多食物中。镁含量比较高的食物包括坚果、种子、可可粉、西蓝花、甜菜、芦笋、豌豆、香蕉、燕麦片、全麦、麦麸和牛奶等。镁补剂中的镁有不同的形式，如氧化镁、硫酸镁和柠檬酸镁。高剂量的氧化镁一般是作为非处方药销售。

商家宣称的功效

• 具有轻泻药的效果。

实际真相

• 当镁补剂摄入量超过350 mg时，它就会表现出良好的通便作用，就如同泻药。过量的未被吸收的镁盐通过渗透作用将水吸入肠道，刺激肠道蠕动。如果你因要做肠镜检查而需提前清理肠道，医生可能给你开高剂量的柠檬酸镁。

- 研究表明，对便秘患者来说，镁可能比其他补剂（如山梨糖醇）更能促进肠道蠕动和维持规律排便。

安全性和耐受性

- 摄入高剂量的镁补剂的主要副作用是腹泻。此外，高剂量的镁补剂也有可能会引发胃痛和恶心的症状。
- 由于镁需要经由肾脏处理，所以肾功能受损的人应避免服用高剂量的镁补剂（作为泻药和抗酸药），否则可能会增加镁中毒的风险。对肾脏功能良好的人来说，摄入高剂量的镁补剂不会对健康构成威胁，因为他们可以将过量的镁通过尿液排出。
- 极高剂量的含镁泻药和抗酸剂（每天摄入量超过5000 mg）可能会导致镁中毒。镁中毒的表现一般为恶心、呕吐、面部潮红、低血压、尿潴留、抑郁、嗜睡，然后会发展为肌肉无力、呼吸困难和心律不齐。
- 镁会影响几种药物的药效。服用含镁药物或补剂和口服双膦酸盐类药物之间至少间隔2小时。服用抗生素或利尿剂的人在服用镁补剂前应咨询医生。

服用剂量

- 如果是为了缓解便秘，那么可以先尝试服用400 mg。如果次日早上没有明显作用，那就将剂量增加到600 mg。你可以每晚增加200 mg，直到1000 mg。不要将剂量分多次服用；一次服用全部剂量效果最佳。
- 根据我的经验，如果1000 mg镁补剂还不能产生理想的泻药效果，那么你应该考虑用其他类型的泻药，或者完全改变服用方法；单纯加大服用剂量不太可能会有帮助。其他补剂的选择可参阅本章中对番泻、N–乙酰半胱氨酸和不可溶性膳食纤维补剂的介绍。也可参阅第 7 章中对一些可治疗便秘的非处方药和处方药的介绍。

- 所有形式的镁都有效果，包括柠檬酸镁、硫酸镁、苹果酸镁、富马酸镁、氧化镁、氢氧化镁。不需要专门花大价钱去买镁氨基酸螯合物，主要看性价比。

结论

- 值得一试。镁补剂是治疗便秘最有效的工具之一。我在临床实践中也经常用镁补剂缓解慢性便秘、肠易激综合征和阿片类药物引起的便秘。如果便秘是由盆底功能障碍引起的，那么这种方法可能就没那么有效了，但仍然值得一试。

N–乙酰半胱氨酸

N–乙酰半胱氨酸是一种特殊形式的半胱氨酸（一种氨基酸）。人体可以将N–乙酰半胱氨酸转换为一种叫作谷胱甘肽的强大的抗氧化剂，研究表明服用N–乙酰半胱氨酸补剂能够提高人体内谷胱甘肽的水平。N–乙酰半胱氨酸并非人体所必需的营养素，也没有推荐的每日摄入量。

商家宣称的功效

- 增强肝脏的排毒功能。
- 保护肝脏。

实际真相

- N–乙酰半胱氨酸有两个已被证实的功效：一是有助于改善慢性阻塞性肺病患者的肺功能，二是有助于缓解过量使用对乙酰氨基酚导致的副作用。
- N–乙酰半胱氨酸对慢性阻塞性肺病的治疗效果与它稀释黏液等黏性物质的能力有关；它可以通过分解一种特定类型的化学键来实现对黏液的稀释。N–乙酰半胱氨酸的这种作用也影响着肠道，并且这种影响可能是研究人员未知的益处：N–乙酰半胱氨酸补剂具有轻泻药的作用。因为N–乙酰半胱氨酸可以降低粪便的黏稠度，让蠕动缓慢的大肠更容易推动粪便移动。（这也是它能帮助肺病患者排出肺部黏液的原因。）

- N–乙酰半胱氨酸也可以用作解毒剂，但其作用可能与很多人想象的不一样。它更多是用于治疗对乙酰氨基酚中毒。它可以补充肝脏中的谷胱甘肽，因为服用过量的对乙酰氨基酚会导致体内这一抗氧化剂被耗尽。

安全性和耐受性

- 因为N–乙酰半胱氨酸本质上是蛋白质的一种组成成分，所以非常安全。
- 如果每天都服用2次N–乙酰半胱氨酸补剂，每次服用1200 mg这样的高剂量，有些人可能会出现头痛或胃肠道症状。
- 不要将N–乙酰半胱氨酸补剂与硝酸甘油类的心脏病药物一起服用，因为这可能会导致血压过度下降，出现危险。

服用剂量

- 在临床实践中，我发现每天服用2次，每次600 mg的N–乙酰半胱氨酸补剂作轻泻药会有明显的效果，特别是对于那些使用镁补剂没有足够效果的患者。
- 由于N–乙酰半胱氨酸与镁的作用机制不同，因此这两种补剂可以互补。将二者搭配使用可帮助顽固便秘患者排便。

结论

- 值得各类便秘患者一试。

•—— 牛至油 ——•

牛至是地中海地区国家的一种常见的食用草药。

商家宣称的功效

- 替代疗法从业人员认为它是一种草药抗生素，可以杀死肠道中的有害细菌（并治疗小肠细菌过度生长），代替处方抗生素。而且它还可抗真菌，可用于治疗真菌感染（包括消化道中的念珠菌感染）。
- 由于法律禁止商家宣传补剂产品具有治疗功效，所以这些产品的外包装上通常不会有这种承诺。

实际真相

- 对植物和试管中的某些真菌和细菌而言，牛至油的确有毒性，对它们有抑制作用，这可能是一种名为香芹酚的化合物导致的。但是，即使这一种化合物可以杀死试管中、植物中或食品表面的微生物，也并不意味着它对人体会产生类似的效果。
- 目前还没有针对牛至油的任何抗生素或抗真菌作用开展的人体对照研究。因此，我们尚不清楚牛至油在人体消化道中的作用。

安全性和耐受性

- 只要你不对牛至油过敏，那使用牛至油产品基本没有什么安全风险。
- 对水杨酸过敏或不耐受的人不要使用牛至油。

服用剂量

- 由于缺乏相关的科学研究，所以目前医学界还没有给出治疗胃肠道症状的牛至油使用剂量标准。

结论

- 最好跳过。虽然牛至油相对安全且耐受度较好，但是它并不是真的抗生素或抗真菌药，也不应该用作此用途。
- 没有科学证据能够表明单独使用牛至油或将其与其他草药产品结合使用能够解决小肠细菌过度生长问题。

·——— 胰酶 ———·

胰酶是一种酶补剂，与人体胰腺分泌的消化酶类似，包含淀粉酶（消化淀粉）、蛋白酶（消化蛋白质）和脂肪酶（消化脂肪）。一些产品中还会包含胰蛋白酶和凝乳胰蛋白酶以及胰腺分泌的其他帮助消化蛋白质的酶。这些酶可能来自动物（通常是猪），也可能来自微生物（通常来自一种被称为曲霉的霉菌）。

胰酶补剂与多种消化酶混合的补剂的不同之处在于胰酶补剂中含有的淀粉酶、蛋白酶和脂肪酶的含量可能更高，而且胰酶补剂中不含有帮助消化糖和膳食纤维的其他类型的酶。

胰酶补剂可以被视为胰酶替代疗法[①]中的处方消化酶的无监管版本。二者之间的主要差别在于以下几个方面。

- 胰酶补剂中的脂肪酶含量要比处方消化酶的低很多，但强效的胰酶补剂与低剂量的处方消化酶在疗效上可能并无差别。

- 胰酶补剂的监管力度较弱，因此该产品可能缺少标准剂量要求；不同批次产品的剂量可能有区别，或者有效成分实际含量会比包装上标注的更高或更低。

- 胰酶补剂外可能没有抗胃酸的胶囊壳保护，这有可能导致酶无法安全地到达小肠。

---

① 胰酶替代疗法多用于治疗体内分泌胰腺酶不足（囊性膳食纤维化或胰腺功能不全）的患者。

商家宣称的功效

- 促进消化。
- 促进营养吸收。
- 预防消化不良的症状。

实际真相

- 两个小型随机对照试验检测了健康人在进食高脂肪餐食前服用脂肪酶的效果。结果显示，与服用安慰剂的人群相比，服用脂肪酶的人在进食后的腹部鼓胀、胀气、饱腹和恶心的感觉更少。但需要说明的是，这些研究中所使用的脂肪酶剂量要比标准的胰酶补剂中的含量高得多。
- 一项小型研究显示，与安慰剂相比，处方胰酶对功能性消化不良患者的症状并无任何改善效果。
- 各种蛋白质酶和淀粉酶并没有显示出对有胰腺功能障碍问题的人有什么帮助，虽然客观上来讲目前也几乎没有研究深入探索过这些酶对这类人的作用。

安全性和耐受性

- 总体上，消化酶还是相对安全的。
- 另一个多酶混合物在理论上可能存在的安全风险与脂肪酶的过量接触有关，过多的脂肪酶会损害大肠。高剂量地补充脂肪酶会导致大肠壁瘢痕样增厚，从而导致便秘，甚至可能导致肠梗阻。当然了，这种风险还是比较低的，因为我所知道的补剂产品的脂肪酶含量都是相对较低的。

- 一些品牌的消化酶产品含有益生元成分，如低聚果糖或菊苣根纤维，而这些成分可能会导致容易出现胀气的人放屁和腹胀。

服用剂量

- 没有统一的标准剂量。产品包装上的胰酶含量可能是以g或mg为单位，也可能是以USP为单位，又或者两种单位皆有。
- 没有针对无胰腺不足问题的健康人的推荐服用剂量。

结论

- 最好跳过。大多数吸收不良所引起的腹胀都是由于对糖（如乳糖或果糖）或各种膳食纤维吸收不良引起的。而胰蛋白酶中的成分并不会帮你消化这些成分。
- 如果你确实患有与胰腺功能不全有关的疾病，你应该谨遵医嘱，使用一种处方药物来治疗，这种酶产品应当含有较高水平的脂肪酶，而且这种酶的肠溶包衣需要是经过测试且证明是有效的。
- 如果你在切除胆囊后出现慢性腹胀和腹泻，这可能是胆汁酸性腹泻的征兆，通常需要使用胆汁酸螯合剂治疗，而不是胰酶补剂。详情请咨询医生。

── 木瓜蛋白酶 ──

木瓜蛋白酶是从番木瓜果实中提取的一种蛋白质消化酶，与人体分泌的可消化蛋白质的酶并非同一种酶。

商家宣称的功效

- 天然的消化酶。
- 促进营养吸收。

实际真相

- 目前还没有科学实验研究过木瓜蛋白酶在人体内的促消化作用。因此，它对消化系统症状和营养吸收有什么影响尚不清楚。

安全性和耐受性

- 对木瓜过敏的人群切勿服用木瓜蛋白酶。
- 木瓜蛋白酶可能有轻微的血液稀释作用，所以不要将其与抗凝血药物（华法林）和阿司匹林一起服用，也不要与银杏、维生素E或高剂量鱼油等补剂一起服用。

服用剂量

- 加拿大卫生部所给出的指导建议是每人每次最大剂量为 240 万 FCC 木瓜蛋白酶单位。（美国目前还没有相关的指导方针。）

结论

- 最好跳过。
- 虽然说只要不将其跟上面所列的药物一起吃，木瓜蛋白酶不太可能会对人体造成什么伤害，但是它也不太可能会缓解腹胀。
- 就我个人而言，由于缺乏相关证据证明其有效性，且蛋白酶缺乏也并非腹胀的常见诱因，所以我不建议我的患者服用这类补剂。如果有患者的腹胀的确是由缺乏蛋白酶所致，他们所需要的也是处方药物。

—— 薄荷油胶囊 ——

    薄荷是一种野生草本植物，包括茶在内的很多饮品会用到它，其他许多产品调味时也经常用到它。薄荷油胶囊补剂与薄荷精油并非同种物质，不要把它们混淆。口服过多的精油是有害的。

商家宣称的功效

- 可缓解肠道不适。
- 有助于减轻腹痛和痉挛，尤其是对肠易激综合征患者有较好的效果。
- 可能有助于减少肠易激综合征导致的肠梗阻。

实际真相

- 薄荷油具有天然的抗痉挛和放松平滑肌的效果。
- 研究人员已经针对薄荷油胶囊对于肠易激综合征的治疗效果做了相当充分的研究。有大量证据表明，与安慰剂相比，薄荷油胶囊更有助于治疗肠易激综合征，这主要体现在它能够减轻腹痛和痉挛。
- 薄荷油的抗痉挛效果比薄荷茶要好一些，因为薄荷油中的活性成分浓度更高，而且薄荷油中的成分能够直接进入肠道，胃酸对它不起作用。
- 针对薄荷油治疗功能性消化不良（第 5 章）引起的腹胀和腹部不适

的研究则相对要少很多。有一些小型研究检测了薄荷油和葛缕子籽油的混合补剂的作用，实验结果也确实显示是正向的，但是目前还不清楚究竟是二者一起发挥作用的，还是只有其中的某一个在发挥作用。

安全性和耐受性

- 薄荷油补剂最常见的副作用是胃灼热。这是因为这种油可以让消化道的平滑肌放松，可能会导致分隔胃和食管的平滑肌过度放松，进而出现胃灼热。选择有质量保障的带有肠溶包衣的产品可以避免这一副作用。
- 薄荷油可能会提高体内环孢素的水平。如果你正在服用这种药物，并打算同时服用薄荷油，应先征求医生意见。
- 过量摄入薄荷油还会引起恶心、食欲不振、心脏问题和其他神经系统问题。薄荷油摄入过量会产生毒性，导致肾衰竭。

服用剂量

- 研究表明，每天服用 3 次带有肠溶包衣的薄荷油补剂，每次服用 0.2~0.4 mg，能够有效缓解肠易激综合征患者的腹痛症状。在临床实践中，我的大多数患者每天服用 1~2 粒胶囊，症状就能得到充分缓解。
- 肠溶薄荷油胶囊可能需要几小时才能到达靶位，所以你如果想要缓解清晨的症状，可以考虑在前一夜睡前服用；如果想要缓解午餐后的症状，可以考虑在当日早上服用。最开始先每天服用 1 次，在确保你的身体可以接受这种剂量后，再根据需要逐渐加大剂量。

结论

• 适合各种腹胀时伴有下腹部绞痛的患者尝试。

—— 益生元补剂 ——

　　益生元是膳食纤维，它们不会被小肠消化吸收，而是会在大肠中被一些有益细菌高度发酵，成为有益菌的食物。只有能被那些可促进人体健康的有益细菌消化吸收的膳食纤维才可以称为益生元。益生元可以制成补剂单独出售，也可以与其他消化酶、益生菌或蛋白粉混合，制成补剂来销售。常见的益生元包括以下几种。

- 菊粉。
- 抗性淀粉。
- 洋蓟提取物。
- 低聚果糖。
- 雪莲果提取物。

商家宣称的功效

- 促进肠道健康。
- 促进大肠中的有益菌的生长。
- 降低肠道渗透性。
- 缓解包括便秘在内的肠易激综合征的症状。
- 增强人体对钙的吸收。

实际真相

- 研究证明，富含益生元的食物和营养补剂对健康有诸多益处。

  益生元可以增加肠道中一些有益菌（双歧杆菌和乳酸杆菌）的数量。事实上，服用益生元补剂可能比服用含有这些细菌的益生菌补剂更有效果！

  双歧杆菌和乳酸杆菌数量的增加可以使得它们的代谢副产物——短链脂肪酸的产量增加。而短链脂肪酸对人体健康具有多种益处。它们能为肠道细胞提供养分，确保肠道中的保护性黏膜屏障保持紧固和完整。它们还会使大肠轻微酸化，从而阻止一些会加大肠癌风险的代谢过程。益生元还可以促进人体对饮食中钙的吸收。

  目前，研究人员正在研究菊粉补剂对 2 型糖尿病和其他代谢性疾病患者的潜在益处。目前研究已经有所突破，已有一些证据能够表明这种补剂有助于控制血糖水平。

- 虽然在没有肠易激综合征的便秘人群中开展的随机对照试验表明，菊粉的确可能有助于软化粪便，增加排便频率，但几乎没有科学证据能够证明益生元对于治疗肠易激综合征患者有同样的效果。迄今为止，没有任何研究可以证明菊粉能改善腹痛和腹胀。

安全性和耐受性

- 益生元只是膳食纤维，所以是安全的。
- 虽然益生元食品和补剂有很好的保健作用，但是它们也可能导致一些腹胀易感人群大量放屁并出现腹胀，对一些有源于肠道问题的腹胀患者而言更是如此。
- 没有肠易激综合征的健康人，在服用 5~8 g 的益生元后，会出现轻微的不耐受，这主要表现为轻微的胀气和腹胀。

- 有关肠易激综合征患者对益生元的耐受度的研究还相对较少。但在临床实践中，我观察到低至 0.5~1.0 g 的菊粉剂量都有可能会导致肠易激综合征患者出现气胀痛和腹部不适。所以，如果你有肠易激综合征或容易腹胀，一定要谨慎对待所有包含益生元的产品。

服用剂量

- 市售的大多数益生元补剂通常含有 3~7 g 的复合益生元。
- 以下是一些常见食物的益生元含量（每份 84 g）。

菊芋：18 g 菊粉和 13 g 低聚果糖。

大蒜：12 g 菊粉和 5 g 低聚果糖。

韭菜：7 g 菊粉和 5 g 低聚果糖。

洋葱：4 g 菊粉和 4 g 低聚果糖。

洋蓟：4 g 菊粉和 0.5 g 低聚果糖。

麦麸：3 g 菊粉和 3 g 低聚果糖。

水煮芦笋：2 g 菊粉和 2 g 低聚果糖。

结论

- 如果你有肠易激综合征或者任何源于肠道问题的腹胀，不要服用它。
- 如果你的腹胀是由胃引起的，而且你对上面列出的富含益生元的食物有一定的耐受度，那么你可以尝试使用益生元补剂来保持肠道菌群的健康。但是注意要循序渐进，一开始剂量要保守一些。

—— 益生菌补剂 ——

　　益生菌指的是所有含有细菌或酵母的补剂，服用它们同样也是出于健康目的。市面上所销售的产品可能含有单一菌种的益生菌，也可能含有多种益生菌。益生菌补剂的形式也十分多样，如粉末、液体、药片或胶囊等。

　　与细菌和真菌的命名规则相同，我们可以通过其菌属（第一个大写单词或首字母）和菌种（第二个单词）来识别益生菌。一些产品还会特别选择某种类中的特定菌株，这种情况通常会在该物种后列出字母和数字序列以示区分。

　　一些发酵食品和饮料中也会有天然的益生菌或酵母，如普通酸奶、开菲尔酸奶、泡菜、格瓦斯、酸菜和康普茶。

商家宣称的功效

- 疾病、抗生素治疗、环境因素和饮食都可能破坏肠道内"好""坏"细菌之间的平衡，而益生菌可以恢复肠道内"好菌"和"坏菌"的平衡。
- 维持规律排便。
- 促进整体消化系统的健康。
- 提升免疫力。

实际真相

- 这完全取决于你正在服用的益生菌种类以及你的具体情况。由于绝大多数市售的益生菌产品都没有经过人体试验的检验，所以你很难知道所选择的益生菌是否对自己有帮助。

- 益生菌补剂尚未被证明可以永久地在人体肠道中定居，或者可以改变或改善人体的肠道微生物群。因此，即使你的确从益生菌补剂中获得了某些益处，这些益处也会在停止服用后的大约 1 周内消失。

- 益生菌补剂的最大益处在于它可以控制旅行过程中的腹泻、抗生素引起的腹泻和疾病引起的急性腹泻，尤其是儿童的急性腹泻。对治疗腹泻最有效的益生菌种类包括以下几种：鼠李糖乳杆菌、鼠李糖乳杆菌 GG、布拉氏酵母菌、乳酸双歧杆菌。

- 能够证明益生菌对治疗肠易激综合征有效果的科学证据相对较少，但是有较大的希望找到更强有力的证据。一些证据表明，一些益生菌产品可以改善腹痛，并且可以让你恢复良好的排便习惯。其中展现出最大潜力的益生菌种类包括以下几种：婴儿双歧杆菌、乳酸双歧杆菌、鼠李糖乳杆菌、鼠李糖乳杆菌 GG、干酪乳杆菌、嗜酸乳杆菌、罗伊氏乳杆菌、布拉氏酵母菌。

安全性和耐受性

- 与所有益生菌一样，除了生病的婴儿和免疫功能低下的人，Align 益生菌对大多数人而言都是安全的。

- 在我看来，唯一的例外是那些有小肠细菌过度生长问题的人，因为他们的小肠内容易出现细菌过度生长的问题。所有其他益生菌，都有可能在小肠"播种"并引起小肠细菌过度生长的复发。同样，如果你的胃酸水平因年纪增大、出现自身免疫性疾病或服用降酸药降低，那你就会容易出现小肠细菌过度生长的问题，若此时再服用益生菌补剂可能会进一步增加这种风险。

服用剂量

- 在研究中，益生菌补剂的有效剂量通常在 50 亿~400 亿CFU[①]，具体剂量取决于你所选择的产品和需要治疗的症状。

结论

- 如果实验已经证实某种特定益生菌补剂对缓解你的症状有明显帮助，那它值得一试。但需要注意的是，益生菌并非解决消化问题的灵丹妙药，即使它们有益健康，但益处也是有限的。
- 如果你曾出现过小肠细菌过度生长问题（第 8 章）或是小肠细菌过度生长的较高风险，请不要尝试细菌型益生菌。以酵母为原料的益生菌，如酵母菌属的益生菌，会更安全。

[①] CFU（Colony Forming Unit）是一种衡量益生菌数量的单位，表示每克或每毫升中活菌的数量。

—— 番泻 ——

番泻是一种从豆科植物中提取的天然泻药。它既可以作为补剂出售，也可以作为非处方药出售。它的叶子或豆荚可用来制作泻药茶，或者制药商也可以将它们中的活性化合物番泻苷提取出来制成一种轻泻药胶囊。此外，番泻还可以用作直肠栓剂或灌肠剂的成分。

商家宣称的功效

• 缓解便秘。

实际真相

• 众所周知，番泻是一种刺激性轻泻药，它会促进大肠壁的收缩和让肠壁的细胞分泌更多的物质，而这两种作用都有助于增加粪便中水分的含量，促进排便。

安全性和耐受性

• 像其他刺激性泻药一样，番泻可能更适合偶尔使用，而不是作为日常的通便手段。有些人担心长期每天服用像番泻这样的刺激性泻药会对身体有危害，并且可能会对其产生依赖。

- 最常见的副作用包括腹部痉挛和腹泻。
- 正在服用地高辛的患者在使用番泻前应先咨询医生。女性在孕期或哺乳期也不要使用番泻。

服用剂量

- 在睡前可以服用番泻胶囊或者喝杯番泻茶，有助于你次日早上顺利排便。如果使用的是含番泻的直肠栓剂的话，一般在 1 小时内你就可以排便。
- 番泻胶囊中一般会含有 8.6 mg 的番泻苷。
- 作为非处方药销售的番泻产品中含有的番泻苷剂量更大，通常每片含 15 mg。

结论

- 如果像镁、高剂量维生素C这类的渗透性补剂都无法缓解你的便秘问题，那么你可以尝试一下番泻。

── 可溶性膳食纤维补剂 ──

可溶性膳食纤维补剂指的是那些可溶于水的膳食纤维，它们溶于水后能够形成大量的、黏稠的凝胶状物质。可溶性膳食纤维可以减缓粪便通过肠道的速度，锁住粪便中的水分，保持粪便柔软、成形、易于排出。可溶性膳食纤维可以从各种天然食物中提取或在实验室中合成。

并非所有膳食纤维补剂都是纯膳食纤维，或者都主要含可溶性膳食纤维，所以不同的膳食纤维补剂在肠道中的作用会有所不同。如果你发现有些膳食纤维在下文中没有出现，请参阅本章中关于不可溶性膳食纤维补剂的内容。

商家宣称的功效

- 帮助人规律地排便。
- 缓解便秘。

实际真相

- 可溶性膳食纤维对肠道功能有调节作用，有助于控制腹泻（通过帮助减缓粪便排出和改善粪便形态）和改善便秘（通过增加粪便体积和帮助它们保持水分）。

- 实际上，可溶性膳食纤维在治疗腹泻方面效果更好。但有些便秘的人可能会发现可溶性膳食纤维补剂能帮助他们改善便秘，尤其是阿片类药物引起的便秘，或低膳食纤维饮食和无谷物饮食引起的便秘，从而减轻他们的腹胀。

安全性和耐受性

- 只要没有吞咽问题，任何人服用膳食纤维补剂都是安全的。在服用完膳食纤维补剂后，一定要按照包装上标明的推荐饮水量补充水分。
- 如果你认为粪便会受到影响，即容易因此形成干燥的会阻塞大肠的粪便硬团的话，那就不要服用任何膳食纤维补剂。一个经验法则是，如果你连续 5~7 天都没有排便，那么最好不要服用膳食纤维补剂，除非医生推荐。
- 因肠易激综合征、慢传输型便秘或盆底功能障碍而便秘的人可能会发现服用可溶性膳食纤维补剂后会身体不适，而且会出现腹胀，感觉就像肠道中堵了"水泥"或"砖块"。
- 某些形式的可溶性膳食纤维比其他膳食纤维更容易发酵，特别是如果它们含有菊粉等益生元。使用前注意阅读成分标签，避开含有这些成分的产品。
- 车前子壳膳食纤维可能比甲基纤维素和小麦糊精的发酵性更强，会让人产生更多的肠道气体。
- 如果有乳糜泻的问题，不要选择从小麦中提取的膳食纤维。它更适合那些执行低发漫饮食法的人。
- 不要吃膳食纤维松饼、膳食纤维棒或膳食纤维麦片。它们大概率会含有非常多的发漫成分，因而会加剧腹胀。

服用剂量

- 通常情况下，可溶性膳食纤维的有效剂量为 2 g，应搭配 240 ml 的水一起服用。不同品牌的膳食纤维补剂的起效剂量各不相同，所以具体需要服用多少要视品牌而定。

结论

- 如果你有阿片类药物引发的便秘或低膳食纤维饮食导致的腹胀，那么可以尝试一下服用可溶性膳食纤维补剂。
- 如果你有肠易激综合征问题，且腹泻严重（即使肠易激综合征并不是导致你腹胀的原因），也可以尝试一下可溶性膳食纤维补剂。

—— 维生素C：抗坏血酸 ——

维生素C是人体健康所必需的营养素。它在许多重要的生命过程中起着关键作用，包括伤口愈合、胶原蛋白的产生、帮助细胞产生可用的能量、保护细胞免受氧化损伤等。成年女性每天应摄入的维生素C为75 mg，而成年男性为每天90 mg。

维生素C是一种水溶性维生素。这意味着肾脏会将过量的维生素C从血液中过滤出来，并通过尿液排出体外。正因为如此，我们一般很难（尽管不是不可能）因为口服了过量的维生素C而中毒，但高剂量维生素C会加大患肾结石的风险。

商家宣称的功效

- 支持免疫系统。
- 有助于人体从补剂和食物中吸收铁。
- 抗氧化。

实际真相

- 虽然维生素C补剂对人体的作用可能有很多种，但在本书中最能引起人们兴趣的是当服用非常大剂量的维生素C用作泻药时它的效果。

- 服用剂量超过 2000 mg 时，维生素 C 可以起到泻药的作用。这是因为人体一次只能吸收有限的维生素 C，所以过量的维生素 C 会留在肠道中，并具有类似于镁的渗透作用（将水吸入肠腔），而且它不会导致肠道气体。
- 如果你有便秘，高剂量服用维生素 C 可以帮助你消除便秘。如果你没有便秘，那这种做法可能会让你腹泻。

安全性和耐受性

- 高剂量服用维生素 C 的主要副作用是腹泻或消化不良。
- 有肾结石个人病史或家族病史的人可能不适合每天服用超过 1000 mg 的维生素 C，因为这会加大肾结石易感人群患肾结石的风险。

服用剂量

- 成年人可以一次服用 2000 mg 的维生素 C 来通便。美国国家医学院将这一剂量设为了人体的最高耐受摄入量。
- 一天中的服用剂量不要超过 2000 mg。儿童注意不要高剂量服用维生素 C。

结论

- 对各种便秘患者来说都值得一试。

—— 木糖异构酶 ——

　　木糖异构酶是一种可以将果糖转化为葡萄糖的酶。在过去几十年间，许多食品加工企业会用它来制作果葡糖浆，但最近商家也开始将其作为可缓解果糖不耐受导致的症状的营养补剂来销售。

商家宣称的功效

- 防止有果糖不耐受问题的人摄入了果糖后出现腹胀。

实际真相

- 木糖异构酶会在小肠中将果糖转化为葡萄糖。由于葡萄糖很容易被人体吸收，所以这一转化过程能够防止有果糖不耐受问题的人摄入果糖后出现的一系列吸收不良相关症状。
- 迄今为止，只有一项研究对这种补剂做过人体测试，这项研究质量很高，且结果也很乐观。在这项双盲且设置了安慰剂对照组的研究中，研究人员选取了两组有果糖不耐受问题的受试者，让这两组受试者饮用了富含果糖的饮料，并给其中一组受试者服用了木糖异构酶，另一对照组则服用了安慰剂。结果证明，服用了木糖异构酶的65人的恶心和腹痛感均出现了明显缓解。（他们呼出的气体中的氢气也减少了，这表明被细菌发酵的果糖减少了。）但是，他们的腹胀并没有缓解。

安全性和耐受性

- 除下面个别例子外，木糖异构酶对大多数人而言都是比较安全的。由于木糖异构酶仅在肠道内局部起作用，且不被人体吸收，因此它产生副作用的可能性很小。
- 有遗传性果糖不耐受问题的人不适合尝试这种酶。如果你有这一问题，服用木糖异构酶也无法抵抗摄入果糖带来的风险。
- 如果你有 2 型糖尿病，那么在开始服用木糖异构酶补剂之前请先咨询医生。

服用剂量

- 如果想要让木糖异构酶更好地起作用，你需要在食用含有果糖的食物或饮料之前立即服用。你摄入的木糖异构酶的剂量必须与你所摄入的果糖的量相匹配。所以，在你打算敞开肚子吃一顿高果糖食物之前，最好先少量食用一次测试一下。

结论

- 如果你的腹胀是果糖不耐受引起的，那么可以尝试一下。

参考文献

下文列出的是我在撰写这本书时参考的主要资料来源，也是我的临床方法的基础。在这里，特别感谢艾琳·克拉泽女士的支持。

除所列的信息来源外，我还参考了一些药片或营养补剂产品的产品标签和公司网站，从而获得了有关剂量、有效成分和非活性成分的确切信息。本书引用的数据为截至 2017 年 5 月的最新数据。

第二部分

［1］Barba, E., Burri, E., Accarino, A., Cisternas, D., Quiroga, S., Monclus, E., Navazo, I., Malagelada, J. R., & Azpiroz, F. (2015). Abdominothoracic mechanisms of functional abdominal distension and correction by biofeedback. Gastroenterology, 148(4), 732–739. doi: 10.1053/j.gastro.2014.12.006

［2］Bredenoord, A. J. (2013). Management of belching, hiccups, and aerophagia. Clinical Gastroenterology and Hepatology, 11(1), 6–12. doi: 10.1016/j.cgh.2012.09.006

［3］Malagelada, J. R., Accarino, A., & Azpiroz, F. (2013). Bloating and abdominal distension: Old misconceptions and current knowledge. American Journal of Gastroenterology, 112(8), 1221–1231. doi: 10.1038/ajg.2017.129

［4］Seeley, R., Stephens, T., & Tate, P. (2006). Essentials of Anatomy & Physiology (6th ed.). New York, NY: McGraw-Hill.

［5］Stanghellini, V., Chan, F. K. L., Hasler, W. L., Malagelada, J. R., Suzuki, H., Tack, J., & Talley, N. J. (2016). Gastroduodenal disorders. Gastroenterology, 150(6), 1380–1392. doi: 10.1053/j.gastro.2016.02.011

[6] Villoria, A., Azpiroz, F., Burri, E., Cisternas, D., Soldevilla, A., & Malagelada, J. R. (2011). Abdomino-phrenic dyssynergia in patients with abdominal bloating and distension. American Journal of Gastroenterology, 106(5), 815–819. doi: 10.1038/ajg. 2010. 408

第三部分

[1] Biesiekierski, J., Peters, S., Newnham, E., Rosella, O., Muir, J., & Gibson, P. (2013). No effects of gluten in patients with self-reported non-celiac gluten sensitivity after dietary reduction of fermentable, poorly absorbed, short-chain carbohydrates. Gastroenterology, 145(2), 320–328. e1-3. doi: 10.1053/j.gastro.2013.04.051

[2] Gibson, P. (2017). The evidence base for efficacy of the low-FODMAP diet in irritable bowel syndrome: Is it ready for prime time as a first-line therapy? Journal of Gastroenterology and Hepatology, 32(Suppl 1), 32–35. doi: 10.1111/jgh.13693

[3] Gibson, P., & Shepherd, S. (2010). Evidence-based dietary management of functional gastrointestinal symptoms: The FODMAP approach. Journal of Gastroenterology and Hepatology, 25(2), 252–258. doi: 10.1111/j.1440-1746.2009.06149.x

[4] Lacy, B. E., Mearin, F., Chang, L., Chey, W. D., Lembo, A. J., Simren, M., & Spiller, R. (2016). Bowel disorders. Gastroenterology, 150(6), 1393–1407. doi: 10.1053/j.gastro.2016.02.031

[5] Parzanese, I., Qehajaj, D., Patrinicola, F., Aralica, M., Chiriva-Internati, M., Stifter, S., Elli, L., & Grizzi, F. (2017). Celiac disease: From pathophysiology to treatment. World Journal of Gastrointestinal Pathophysiology, 8(2), 27–38. doi: 10.4291/wjgp.v8.i2.27

[6] Rao, S., Bharucha, A. E., Chiarioni, G., Felt-Bersma, R., Knowles, C., Malcolm, A., & Wald, A. (2016). Anorectal disorders. Gastroenterology, 150(6), 1430–1442. doi: 10.1053/j.gastro.2016.02.009

[7] Rezaie, A., Buresi, M., Lembo, A., Lin, H., McCallum, R., Rao, S., Schmulson, M., Valdovinos, M., Zakko, S., & Pimentel, M. (2017). Hydrogen and methane-based breath testing in gastrointestinal disorders: The North American consensus. American Journal of Gastroenterology, 112(5), 775–784. doi: 10.1038/ajg.2017.46

[8] Rezaie, A., Pimentel, M., & Rao, S. (2016). How to test and treat small intestinal bacterial

overgrowth: An evidence-based approach. Current Gastroenterology Reports, 18(2), 8. doi: 10.1007/s11894-015-0482-9

[9] Seeley, R., Stephens, T., & Tate, P. (2006). Essentials of Anatomy & Physiology (6th ed.). New York, NY: McGraw-Hill.

第四部分

数据库

[1] Department of Agriculture Agricultural Research Service. USDA Food Composition Databases.

[2] EBSCO CAM Review Board.

[3] Fiber content of foods in common portions. (2004 May).

[4] Monash University low FODMAP diet guide. (2018).

[5] National Center for Complementary and Integrative Health.

[6] Pennington, J. A. T., & Spungen, J. S. (2009). Bowes and Church's Food Values of Portions Commonly Used (19th ed.). Baltimore, MD: Lippincott Williams & Wilkins.

[7] University of Maryland Medical Center. Complementary and Alternative Medicine Guide.

研究论文

[1] Akobeng, A. K., Elawad, M., & Gordon, M. (2016). Glutamine for induction of remission in Crohn's disease. Cochrane Database of Systematic Reviews, 2:CD007348. doi: 10.1002/14651858.CD007348.pub2

[2] Alam, M. S., Roy, P. K., Miah, A. R., Mollick, S. H., Khan, M. R., Mahmud, M. C., & Khatun, S. (2013). Efficacy of peppermint oil in diarrhea predominant IBS—a doubleblind randomized placebo-controlled study. Mymensingh Medical Journal, 22(1), 27–30.

[3] Aydin, A., Ersöz, G., Tekesin, O., Akçiçek, E., & Tuncyürek, M. (2000). Garlic oil and Helicobacter pylori infection [letter]. American Journal of Gastroenterology, 95(2), 563–564.

[4] Betz, O., Kranke, P., Geldner, G., Wulf, H., & Eberhart, L. H. (2005). Is ginger a

clinically relevant antiemetic? A systematic review of randomized controlled trials. Forsch Komplementarmed Klass Naturheilkd, 12, 14–23.

[5] Boone, S. A., & Shields, K. M. (2005). Treating pregnancy-related nausea and vomiting with ginger. Annals of Pharmacotherapy, 39(10), 1710–1713.

[6] Borrelli, F., Capasso, R., Aviello, G., Pittler, M. H., & Izzo, A. A. (2005). Effectivness and safety of ginger in the treatment of pregnancy-induced nausea and vomiting. Obstetrics & Gynecology, 105(4), 849–856.

[7] Brandt, L. J. (2009). An evidence-based position statement on the management of irritable bowel syndrome. American Journal of Gastroenterology, 104(Suppl 1), S1–S35. doi: 10.1038/ajg.2008.122

[8] Bunch, T. R., Bond, C., Buhl, K., & Stone, D. (2013). Diatomaceous earth general fact sheet. National Pest Information Center, Oregon State University Extension Services.

[9] Casella, S., Leonardi, M., Melai, B., Fratini, F., & Pistelli, L. (2013). The role of diallyl sulfides and dipropyl sulfides in the in vitro antimicrobial activity of the essential oils of garlic, Allium sativum L., and leek, Allium porrum L. Phytotherapy Research, 27(3), 380–383. doi: 10.1002/ptr.4725

[10] Cash, B. D., Epstein, M. S., & Shah, S. M. (2016). A novel delivery system of peppermint oil is an effective therapy for irritable bowel syndrome. Digestive Disease and Sciences, 61(2), 560–571. doi: 10.1007/s10620-015-3858-7

[11] Chaiyakunapruk, N., Kitikannakorn, N., Nathisuwan, S., Leeprakobboon, K., & Leelasettagool, C. (2006). The efficacy of ginger for the prevention of postoperative nausea and vomiting: A meta-analysis. American Journal of Obstetrics & Gynecology, 194(1), 95–99.

[12] Chen, C., Lu, M., Pan, Q., Fichna, J., Zheng, L., Wang, K., Yu, Z., Li, Y., Li, K., Song, A., Liu, Z., Song, Z., & Kreis, M. (2015). Berberine improves intestinal motility and visceral pain in the mouse models mimicking diarrhea-predominant irritable bowel syndrome (IBS-D) symptoms in an opioid-receptor dependent manner. PLoS ONE, 10(12), e0145556. doi: 10.1371/journal.pone.0145556

[13] Chen, C., Tao, C., Liu, Z., Lu, M., Pan, Q., Zheng, L., Li, Q., Song, Z., & Fichna, J.

(2015). A randomized clinical trial of berberine hydrochloride in patients with diarrhea-predominant irritable bowel syndrome. Phytotherapy Research, 29(11), 1822–1827. doi: 10.1002/ptr.5475

[14] Coon, J. T., & Ernst, E. (2002). Systematic review: Herbal medicinal products for non-ulcer dyspepsia. Alimentary Pharmacology & Therapeutics, 16:1689–1699.

[15] Currò, D., Ianiro, G., Pecere, S., Bibbò, S., & Cammarota, G. (2017). Probiotics, fibre, and herbalmedicinal products for functional and inflammatory bowel disorders. British Journal of Pharmacology, 174(11), 1426–1449. doi: 10.1111/bph.13632

[16] Daferera, D. J., Ziogas, B. N., & Polissiou, M. G. (2000). GC-MS analysis of essential oils from some Greek aromatic plants and their fungitoxicity on Penicillium digitatum. Journal of Agricultural & Food Chemistry, 48(6), 2576–2581.

[17] Davis, K., Philpott, S., Kumar, D., & Mendal, M. (2006). Randomised double-blind placebo-controlled trial of aloe vera for irritable bowel syndrome. International Journal of Clinical Practice, 60(9), 1080–1086.

[18] Di Nardo, G., Oliva, S., Ferrari, F., Mallardo, S., Barbara, G., Cremon, C., Aloi, M., & Cucchiara, S. (2013). Efficacy and tolerability of a-galactosidase in treating gasrelated symptoms in children: A randomized, double-blind, placebo-controlled trial. BMC Gastroenterology, 13, 142. doi: 10.1186/1347-230X-13-142

[19] Di Stefano, M., Miceli, E., Gotti, S., Missanelli, A., Mazzocchi, S., & Corazza, G. R. (2007). The effects of oral alpha-galactosidase on intestinal gas production and gas-related symptoms. Digestive Disease and Sciences, 52(1), 78–83.

[20] Dorman, H. J., & Deans, S. G. (2000). Antimicrobial agents from plants: Antibacterial activity of plant volatile oils. Journal of Applied Microbiology, 88(2), 308–316.

[21] Engqvist, A., von Feilitzen, F., Pyk, E., & Reichard, H. (1973). Double-blind trial of deglycyrrhizinated liquorice in gastric ulcer. Gut, 14(9), 711–715.

[22] Fleming, V., & Wade, W. E. (2010). A review of laxative therapies for treatment of chronic constipation in older adults. American Journal of Geriatric Pharmacotherapy, 8(6), 514–550.

[23] Ford, A. C., Quigley, E. M., Lacy, B. E., Lembo, A. J., Saito, Y. A., Schiller, L. R., Soffer, E. E., Spiegel, B. M., & Moayyedi, P. (2014). Efficacy of prebiotics, probiotics, and

synbiotics in irritable bowel syndrome and chronic idiopathic constipation: Systematic review and meta-analysis. American Journal of Gastroenterology, 109(10), 1547–1561. doi: 10.1038/ajg.2014.202

[24] Ganiats, T. G., Norcross, W. A., Halverson, A. L., Buford, P. A., & Palinkas, L. A. (1994). Does Beano prevent gas? A double-blind crossover study of oral alpha-galactosidase to treat dietary oligosaccharide intolerance. Journal of Family Practice, 39(5), 441–445.

[25] Gao, K. P., Mitsui, T., Fujiki, K., Ishiguro, H., & Kondo, T. (2002). Effects of lactase preparations in asymptomatic individuals with lactase deficiency—gastric digestion of lactose and breath hydrogen analysis. International Journal of Medical Sciences, 65(1–2), 21–28.

[26] Gibson, P. R., Newnham, E., Barrett, J. S., Shepherd, S. J., & Muir, J. G. (2007). Review article: Fructose malabsorption and the bigger picture. Alimentary Pharmacology & Therapeutics, 25(4), 349–363.

[27] Goldenberg, J. Z., Lytvyn, L., Steurich, J., Parkin, P., Mahant, S., & Johnston, B. C. (2015). Probiotics for the prevention of pediatric antibiotic-associated diarrhea. Cocrane Database of Systematic Reviews, 12, CD004827. doi: 10.1002/14651858.CD004827.pub4

[28] Grundmann, O., & Yoon, S. L. (2014). Complementary and alternative medicines in irritable bowel syndrome: An integrative view. World Journal of Gastroenterology, 20(2), 346–362. doi: 10.3748/wjg.v20.i2.346

[29] Guo, X., & Mei, N. (2016). Aloe vera: A review of toxicity and adverse clinical effects. Journal of Environmental Science and Health Part C Environmental Carcinogenic Ecotoxicology Reviews,34(2), 77–96. doi: 10.1080/10590501.2016.1166826

[30] Habtemariam, S. (2016). Berberine and inflammatory bowel disease: A concise review. Pharmacology Research, 113(Pt A), 592–599.

[31] Hale, L. P., Greer, P. K., Trinh, C. T., & Gottfried, M. R. (2005). Treatment with oral bromelain decreases colonic inflammation in the IL-10-decifient murine model of inflammatory bowel disease. Clinical Immunology, 116(2), 135–142.

[32] Hall, R. G., Thompson, H., & Strother, A. (1981). Effects of orally administered activated charcoal on intestinal gas. American Journal of Gastroenterology, 75(3), 192–196.

[33] Holtmann, G., Haag, S., Adam, B., Funk, P., Wieland, V., & Heydenreich, C. J. (2003).

Effects of a fixed combination of peppermint oil and caraway oil on symptoms and quality of life in patients suffering from functional dyspepsia. Phytomedicine, 10(Suppl 4), 56–57.

[34] Hunter, J. O., Tuffnell, Q., & Lee, A. J. (1999). Controlled trial of oligofructose in the management of irritable bowel syndrome. Journal of Nutrition, 129(Suppl 7), 1451S–1453S.

[35] Jain, N. K., Patel, V. P., & Pitchumoni, C. S. (1986). Efficacy of activated charcoal in reducing intestinal gas: A double-blind clinical trial. American Journal of Gastroenterology, 81(7), 532–535.

[36] Kane, S., & Goldberg, M. J. (2000). Letter: Use of bromelain for mild ulcerative colitis. Annals of Internal Medicine, 132(8), 680.

[37] Khanna, R., MacDonald, J. K., & Levesque, B. G. (2014). Peppermint oil for the treatment of irritable bowel syndrome: A systematic review and meta-analysis. Journal of Clinical Gastroenterology, 48(6), 505–512. doi: 10.1097/MCG.0b013e3182a88357

[38] Ki Cha, B., Mun Jung, S., Hwan Choi, C., Song, I. D., Woong Lee, H., Joon Kim, H., Hyuk, J., Kyung Chang, S., Kim, K., Chung, W. S., & Seo, J. G. (2012). The effect of a multispecies probiotic on the symptoms and fecal microbiota in diarrhea-dominant irritable bowel syndrome: A randomized, double-blind, placebo-controlled trial. Journal of Clinical Gastroenterology, 46(3), 220–227. doi: 10.1097/MCG.0b013 e31823712b1

[39] Kim, H. J., Camilleri, M., McKinzie, S., Lempke, M. B., Burton, D. D., Thomforde, G. M., & Zinsmeister, A. R. (2003). A randomized controlled trial of a probiotic, VSL#3, on gut transit and symptoms in diarrhoea-predominant irritable bowel syndrome. Alimentary Pharmacology & Therapeutics, 17(7), 895–904.

[40] Kim, S. E, Choi, S. C., Park, K. S., Park, M. I., Shin, J. E., Lee, T. H., Jung, K. W., Koo, H. S., & Myung, S. J. (Constipation Research group of Korean Society of Neurogastroenterology and Motility). (2015). Change of Fecal Flora and Effectiveness of the Short-term VSL#3 Probiotic Treatment in Patients with Functional Constipation. Journal of Neurogastroenterology and Motility, 21(1), 111–120. doi: 10.5056/jnm14048

[41] Kinnunen, O., & Salokannel, J. (1987). Constipation in elderly long-stay patients: Its treatment by magnesium hydroxide and bulk laxative. Annals of Clinical Research, 19(5),

321–323.

[42] Komericki, P., Akkilic-Materna, M., Strimitzer, T., Weyermair, K., Hammer, H. F., & Aberer, W. (2012). Oral xylose isomerages decreases breath hydrogen excretion and improves gastrointestinal symptoms in fructose malabsorption—a double-blind, placebo-controlled study. Alimentary Pharmacology & Therapeutics, 36(10), 980–987. doi:10.1111/apt.12057

[43] Lambeau, K. V., & McRorie, J. W., Jr. (2017). Fiber supplements and clinically proven health benefits: How to recognize and recommend an effective fiber therapy. Journal of the American Association of Nurse Practitioners, 29(4), 216–223. doi:10.1002/2327-6924.12447

[44] Lambert, R. J., Skandamis, P. N., Coote, P. J., & Nychas, G. J. (2001). A study of the minimum inhibitory concentration and mode of action of oregano essential oil, thymol and carvacrol. Journal of Applied Microbiology, 91(3), 453–462.

[45] Lettieri, J., & Bradley, D. (1998). Effects of Beano on the tolerability and pharmacodynamicsof acarbose. Clinical Therapeutics, 20(3), 497–504.

[46] Levine, B., & Weisman, S. (2004). Enzyme replacement as an effective treatment for the common symptoms of complex carbohydrate intolerance. Nutrition in Clinical Care, 7(2), 75–81.

[47] Levine, M. E., Koch, S. Y., & Koch, K. L. (2015). Lipase supplementation before a high-fat meal reduces perceptions of fullness in healthy subjects. Gut and Liver, 9(4), 464–469. doi: 10.5009/gnl14005

[48] Lin, M. Y., Dipalma, J. A., Martini, M. C., Gross, C. J., Harlander, S. K., & Savaiano, D. A. (1993). Comparative effects of exogenous lactase (beta-galactosidase) in preparations on in vivo lactose digestion. Digestive Disease and Sciences, 38(11), 2022–2027.

[49] Linetzky Waitzbergm, D., Alves Pereira, C. C., Logullo, L., Manzoni Jacintho, T., Almeida, D., Teixeira da Silva, M. L., & Matos de Miranda Torrinhas, R. S. (2012). Microbiota benefits after inulin and partially hydrolized guar gum supplementation: A randomized clinical trial in constipated women. Nutricion Hospitalaria, 27(1), 123–129.

[50] Liu, L. W. C. (2011). Chronic constipation: Current treatment options. Canadian Journal of Gastroenterology, 25(Suppl B), 22B–28B.

[51] Madisch, A., Heydenreich, C. J., Wieland, V., Hufnagel, R., & Hotz, J. (1999). Treatment of functional dyspepsia with a fixed peppermint oil and caraway oil combination preparation as compared to cisapride. A multicenter, reference-controlled double-blind equivalence study. Arzneimittelforschung, 49(11), 925–932.

[52] Madisch, A., Holtmann, G., Plein, K., & Hotz, J. (2004). Treatment of irritable bowel syndrome with herbal preparations: Results of a double-blind, randomized, placebocontrolled, multi-centre trial. Alimentary Pharmacology & Therapeutics, 19(3), 271–279.

[53] Malfertheiner, P., & Domínguez-Muñoz, J. E. (1993). Effect of exogenous pancreatic enzymes on gastrointestinal and pancreatic hormone release and gastrointestinal motility. Digestion, 54(Suppl 2), 15–20.

[54] Maton, P. N., & Burton, M. E. (1999). Antacids revisited: A review of their clinical pharmacology and recommended therapeutic use. Drugs, 57(6), 855–870.

[55] May, B., Köhler, S., & Schneider, B. (2000). Efficacy and tolerability of a fixed combination of peppermint oil and caraway oil in patients suffering from functional dyspepsia. Alimentary Pharmacology & Therapeutics, 14(12), 1671–1677.

[56] McRorie, J. W., Jr. (2015). Evidence-based approach to fiber supplements and clinically meaningful health benefits, part 1. Nutrition Today, 50(2), 82–89.

[57] McRorie, J. W., Jr. (2015). Evidence-based approach to fiber supplements and clinically meaningful health benefits, part 2. Nutrition Today, 50(2), 90–97.

[58] Millea, P. J. (2009). N-acetylcysteine: Multiple clinical applications. American Family Physician, 80(3), 265–269.

[59] Montalto, M., Curigliano, V., Santoro, L., Vastola, M., Cammartoa, G., Manna, R., Gasbarrini, A., & Gasbarrini, G. (2006). Management and treatment of lactose malabsorption. World Journal of Gastroenterology, 12(2), 187–191.

[60] Moshfegh, A., Friday, J., Goldman, J., Chug-Ahuja, J. (1999). Presence of inulin and oligofructose in the diets of Americans. The Journal of Nutrition, 129(7), 1407(S)–1411(S).

[61] Mounsey, A., Raleigh, M., & Wilson, A. (2015). Management of constipation in older adults. American Family Physician, 92(6), 500–504.

[62] Mueller-Lissner, S. A., & Wald, A. (2010). Constipation in adults. BMJ Clinical Evidence, 413.

[63] Musso, C. G. (2009). Magnesium metabolism in health and disease. International Urology and Nephrology, 41(2), 357–362.

[64] National Institutes of Health Office of Dietary Supplements. (2016). Magnesium: Fact sheet for health professionals.

[65] Navarro, V. J., Khan, I., Björnsson, E., Seeff, L. B., Serrano, J., & Hoofnagle, J. H. (2017). Liver injury from herbal and dietary supplements. Hepatology, 65(1), 363–373. doi: 10.1002/hep.28813

[66] O'Mahony, L., McCarthy, J., Kelly, P., Hurley, G., Luo, F., Chen, K., O'Sullivan, G. C., Kiely, B., Collins, J. K., Shanahan, F., & Quigley, E. M. (2005). Lactobacillus and bifidocaterium in irritable bowel syndrome: Symptom responses and relationship to cytokine profiles. Gastroenterology, 128(3), 541–551.

[67] Ottillinger, B., Storr, M., Malfertheiner, P., & Allescher, H. D. (2013). STW 5 (Iberogast)—a safe and effective standard in the treatment of functional gastrointestinal disorders. Wien Med Wochenschr, 163(3–4), 65–72.

[68] Pace, F., Pace, M., & Quartarone, G. (2015). Probiotics in digestive diseases: Focus on Lactobacillus GG. Minerva Gastroenterolical e Dietologica, 61(4), 273–292.

[69] Pappas, P. G., Kauffman, C. A., Andes, D. R., Clancy, C. J., Marr, K. A., OstroskyZeichner, L.,Reboli, A. C., Schuster, M. G., Vazquez, J. A., Walsh, T. J., Zaoutis, T. E., & Sobel, J. D. (2016). Clinical practice guideline for the management of candidiasis: 2016 update by the infectious disease society of America. Clinical Infectious Diseases, 62(4), 409–417. doi: 10.1093/cid/civ933

[70] Pare, P., Bridges, R., Champion, M. C., Ganguli, S. C., Gray, J. R., Irvine, E. J., Plourde, V., Poitras, P., Turnbull, G. K., Moayyedi, P., Flook, N., & Collins, S. M. (2007). Recommendations on chronic constipation (including constipation associated with irritable bowel syndrome) treatment. Canadian Journal of Gastroenterology, 21(Suppl B), 3B–22B.

[71] Park, S. Y., & Rew, J. S. (2015). Is lipase supplementation before a high-fat meal helpful to patients with functional dyspepsia? Gut & Liver, 9(4), 433–434. doi: 10.5009/gnl15206

[72] Portalatinm, M., & Winstead, N. (2012). Medical management of constipation. Clinics in Colon & Rectal Surgery, 25(1), 12–19.

[73] Potter, T., Ellis, C., & Levitt, M. (1985). Activated charcoal: In vivo and in vitro studies of effect on gas formation. Gastroenterology, 88(3), 620–624.

[74] Ringel-Kulka, T., McRorire, J., & Ringel, Y. (2017). Multi-center, double-blind, randomized, placebo-controlled, parallel-group study to evaluate the benefit of the probiotic Bifidobacterium infantis 35624 in non-patients with symptoms of abdominal discomfort and bloating. American Journal of Gastroenterology, 112(1), 145–151. doi: 10.1038/ajg.2016.511

[75] Robinson, M., Rodriguez-Stanley, S., Miner, P. B., McGuire, A. J., Fung, K., & Ciociola, A. A. (2002). Effects of antacid formulation on postprandial oesophageal acidity in patients with a history of episodic heartburn. Alimentary Pharmacology & Therapeutics, 16(3), 435–443.

[76] Sakkas, H., & Papadopoulou, C. (2017). Antimicrobial activity of basil, oregano, and thyme essential oils. Journal of Microbial Biotechnology, 27(3), 429–438. doi: 10.4014/jmb.1608.08024

[77] Sanders, S. W., Tolmac, K. G., & Reitberg, D. P. (1992). Effect of a single dose of lactase on symptoms and expired hydrogen after lactose challenge in lactose-intolerant subjects. Journal of Clinical Pharmacology, 11(6), 533–538.

[78] Silk, D. B., Davis, A., Vulevic, J., Tzortzis, G., & Gibson, G. R. (2009). Clinical trial: The effects of a trans-galactosoligosaccharide prebiotic on faecal microbiota and symptoms of irritable bowel syndrome. Alimentary Pharmacology & Therapeutics, 29(5), 508–518.

[79] Slavin, J. (2013). Fiber and prebiotics: Mechanisms and health benefits. Nutrients, 5(4), 1417–1437.

[80] Stewart, J. J., Wood, M. J., Wood, C. D., & Mims, M. E. (1991). Effects of ginger on motion sickness susceptibility and gastric function. Pharmacology, 42(2), 111–120.

[81] Suarez, F., Levitt, M. D., Adshead, J., & Barkin, J. S. (1999). Pancreatic supplements reduce symptomatic response of healthy subjects to a high-fat meal. Digestive Disease Science, 44(7), 1317–1321.

[82] von Arnim, U., Peitz, U., Vinson, B., Gundermann, K. J., & Malfertheiner, P. (2007). STW

5, a phytopharmacon for patients with functional dyspepsia: Results of a multicenter, placebo-controlled double-blind study. American Journal of Gastroenterology, 102(6), 1268–1275.

[83] White, B. (2007). Ginger: An overview. American Family Physician, 75(11), 1689–1691.

[84] Whorwell, P. J., Altringer, L., Morel, J., Bond, Y., Charbonneau, D., O'Mahony, L., Kiely, B., Shanahan, F., & Quigley, E. M. (2006). Efficacy of an encapsulated probiotic Bifidobacterium infantis 35624 in women with irritable bowel syndrome. American Journal of Gastroenterology, 101(7), 1581–1590.